"十二五"职业教育国家规划教材
经全国职业教育教材审定委员会审定

国家卫生和计划生育委员会"十二五"规划教材
全国中等卫生职业教育教材

供制药技术、药剂专业用

药事法规

主　编　王　蕾

副主编　丁　丽　吴　薇

编　者（以姓氏笔画为序）

丁　丽（兰州市第二人民医院）

王　蕾（四川省成都卫生学校）

王翠荣（广西玉林市卫生学校）

李　明（江西省赣州卫生学校）

吴　薇（山东省青岛卫生学校）

张　泉（山东省青岛第二卫生学校）

高艳丽（郑州市卫生学校）

彭玉凌（成都大学政治学院）

人民卫生出版社

图书在版编目（CIP）数据

药事法规 / 王蕾主编. —北京：人民卫生出版社，2015
ISBN 978-7-117-19960-5

Ⅰ. ①药…　Ⅱ. ①王…　Ⅲ. ①药事法规－中国－中等
专业学校－教材　Ⅳ. ①R951

中国版本图书馆 CIP 数据核字（2014）第 256749 号

| 人卫社官网 | www.pmph.com | 出版物查询，在线购书 |
| 人卫医学网 | www.ipmph.com | 医学考试辅导，医学数
据库服务，医学教育资
源，大众健康资讯 |

药 事 法 规

主　　编：王　蕾
出版发行：人民卫生出版社（中继线 010-59780011）
地　　址：北京市朝阳区潘家园南里 19 号
邮　　编：100021
E - mail：pmph @ pmph.com
购书热线：010-59787592　010-59787584　010-65264830
印　　刷：天津安泰印刷有限公司
经　　销：新华书店
开　　本：787 × 1092　1/16　印张：9
字　　数：225 千字
版　　次：2015 年 6 月第 1 版　2022 年 6 月第 1 版第 14 次印刷
标准书号：ISBN 978-7-117-19960-5/R · 19961
定　　价：23.00 元
打击盗版举报电话：010-59787491　E-mail：WQ @ pmph.com
（凡属印装质量问题请与本社市场营销中心联系退换）

出版说明

为全面贯彻党的十八大和十八届三中、四中全会精神,依据《国务院关于加快发展现代职业教育的决定》要求,更好地服务于现代卫生职业教育快速发展的需要,适应卫生事业改革发展对医药卫生职业人才的需求,贯彻《医药卫生中长期人才发展规划(2011—2020年)》《现代职业教育体系建设规划(2014—2020年)》文件精神,人民卫生出版社在教育部、国家卫生和计划生育委员会的领导和支持下,按照教育部颁布的《中等职业学校专业教学标准(试行)》医药卫生类(第一辑)(简称《标准》),由全国卫生职业教育教学指导委员会(简称卫生行指委)直接指导,经过广泛的调研论证,成立了中等卫生职业教育各专业教育教材建设评审委员会,启动了全国中等卫生职业教育第三轮规划教材修订工作。

本轮规划教材修订的原则:①明确人才培养目标。按照《标准》要求,本轮规划教材坚持立德树人,培养职业素养与专业知识、专业技能并重,德智体美全面发展的技能型卫生专门人才。②强化教材体系建设。紧扣《标准》,各专业设置公共基础课(含公共选修课)、专业技能课(含专业核心课、专业方向课、专业选修课);同时,结合专业岗位与执业资格考试需要,充实完善课程与教材体系,使之更加符合现代职业教育体系发展的需要。在此基础上,组织制订了各专业课程教学大纲并附于教材中,方便教学参考。③贯彻现代职教理念。体现“以就业为导向,以能力为本位,以发展技能为核心”的职教理念。理论知识强调“必需、够用”;突出技能培养,提倡“做中学、学中做”的理实一体化思想,在教材中编入实训(实验)指导。④重视传统融合创新。人民卫生出版社医药卫生规划教材经过长时间的实践与积累,其中的优良传统在本轮修订中得到了很好的传承。在广泛调研的基础上,再版教材与新编教材在整体上实现了高度融合与衔接。在教材编写中,产教融合、校企合作理念得到了充分贯彻。⑤突出行业规划特性。本轮修订紧紧依靠卫生行指委和各专业教育教材建设评审委员会,充分发挥行业机构与专家对教材的宏观规划与评审把关作用,体现了国家卫生计生委规划教材一贯的标准性、权威性、规范性。⑥提升服务教学能力。本轮教材修订,在主教材中设置了一系列服务教学的拓展模块;此外,教材立体化建设水平进一步提高,根据专业需要开发了配套教材、网络增值服务等,大量与课程相关的内容围绕教材形成便捷的在线数字化教学资源包,为教师提供教学素材支撑,为学生提供学习资源服务,教材的教学服务能力明显增强。

人民卫生出版社作为国家规划教材出版基地,获得了教育部中等职业教育专业技能课教材选题立项24个专业的立项选题资格。本轮首批启动了护理、助产、农村医学、药剂、制药技术专业教材修订,其他中职相关专业教材也将根据《标准》颁布情况陆续启动修订。

药剂、制药技术专业编写说明

　　药剂、制药技术专业是 2014 年教育部首批发布的 14 个专业类的 95 个《中等职业学校专业教学标准(试行)》中的两个专业。新版教学标准与以往相比做了较大调整,在课程的设置上更加注重满足产业发展和就业岗位对技能型劳动者职业能力的需求,打破了过去"以学科体系为引领、以学科知识为主线"的框架,向"以解决岗位问题为引领、以实际应用和能力提高为主线"转变。根据这一发展要求,并综合考虑目前全国中等卫生职业教育药品类专业的办学现状,我们规划并启动了本轮教材的编写工作。

　　本轮药剂、制药技术专业规划教材涵盖了《标准》课程设置中的主要专业核心课和大部分专业(技能)方向课,以及部分专业选修课。同时,为兼顾当前各院校教学安排实际情况,满足过渡时期的教学需要,在《标准》的基础上增加了《天然药物学基础》、《天然药物化学基础》、《医院药学概要》和《人体解剖生理学基础》等 4 种教材。

　　本轮教材的编写特别强调以中职学生认知发展规划为基础,以"宽基础,活模块"的编写模式为导向,既保证为今后的继续学习奠定必要的理论基础,又充分运用各种特色功能模块,将大量的实际案例、技能要点等贯穿其中,有效形成知识传授、能力形成的立体教材框架。教材中设置了"学习目标"、"导学情景"、"知识链接"、"课堂活动"、"案例分析"、"学以致用"、"点滴积累"、"目标检测"、"实训/实验"等模块,以力求教材内容的编排体现理论知识与工作任务之间的清晰关系,使学生在获取知识的过程中始终都与具体的职业实践相对应。

　　本系列教材将于 2015 年 6 月前全部出版。

护理专业

序号	教材名称	版次	主编		课程类别	配套教材
1	解剖学基础 *	3	任 晖	袁耀华	专业核心课	√
2	生理学基础 *	3	朱艳平	卢爱青	专业核心课	
3	药物学基础 *	3	姚 宏	黄 刚	专业核心课	√
4	护理学基础 *	3	李 玲	蒙雅萍	专业核心课	√
5	健康评估 *	2	张淑爱	李学松	专业核心课	√
6	内科护理 *	3	林梅英	朱启华	专业核心课	√
7	外科护理 *	3	李 勇	俞宝明	专业核心课	√
8	妇产科护理 *	3	刘文娜	闫瑞霞	专业核心课	√
9	儿科护理 *	3	高 凤	张宝琴	专业核心课	√
10	老年护理 *	3	张小燕	王春先	老年护理方向	√
11	老年保健	1	刘 伟		老年护理方向	
12	急救护理技术	3	王为民	来和平	急救护理方向	√
13	重症监护技术	2	刘旭平		急救护理方向	
14	社区护理	3	姜瑞涛	徐国辉	社区护理方向	√
15	健康教育	1	靳 平		社区护理方向	

助产专业

序号	教材名称	版次	主编	课程类别	配套教材
1	解剖学基础 *	3	代加平　安月勇	专业核心课	√
2	生理学基础 *	3	张正红　杨汛雯	专业核心课	√
3	药物学基础 *	3	张　庆　田卫东	专业核心课	√
4	基础护理 *	3	贾丽萍　宫春梓	专业核心课	√
5	健康评估 *	2	张　展　迟玉香	专业核心课	√
6	母婴护理 *	1	郭玉兰　谭奕华	专业核心课	√
7	儿童护理 *	1	董春兰　刘　俐	专业核心课	√
8	成人护理（上册）—内外科护理 *	1	李俊华　曹文元	专业核心课	√
9	成人护理（下册）—妇科护理 *	1	林　珊　郭艳春	专业核心课	√
10	产科学基础 *	3	翟向红　吴晓琴	专业核心课	√
11	助产技术 *	1	闫金凤　韦秀宜	专业核心课	√
12	母婴保健	3	颜丽青	母婴保健方向	√
13	遗传与优生	3	邓鼎森　于全勇	母婴保健方向	

护理、助产专业共用

序号	教材名称	版次	主编	课程类别	配套教材
1	病理学基础	3	张军荣　杨怀宝	专业技能课	√
2	病原生物与免疫学基础	3	吕瑞芳　张晓红	专业技能课	√
3	生物化学基础	3	艾旭光　王春梅	专业技能课	
4	心理与精神护理	3	沈丽华	专业技能课	
5	护理技术综合实训	2	黄惠清　高晓梅	专业技能课	√
6	护理礼仪	3	耿　洁　吴　彬	专业技能课	
7	人际沟通	3	张志钢　刘冬梅	专业技能课	
8	中医护理	3	封银曼　马秋平	专业技能课	
9	五官科护理	3	张秀梅　王增源	专业技能课	√
10	营养与膳食	3	王忠福	专业技能课	
11	护士人文修养	1	王　燕	专业技能课	
12	护理伦理	1	钟会亮	专业技能课	
13	卫生法律法规	3	许练光	专业技能课	
14	护理管理基础	1	朱爱军	专业技能课	

农村医学专业

序号	教材名称	版次	主编	课程类别	配套教材
1	解剖学基础 *	1	王怀生　李一忠	专业核心课	
2	生理学基础 *	1	黄莉军　郭明广	专业核心课	
3	药理学基础 *	1	符秀华　覃隶莲	专业核心课	
4	诊断学基础 *	1	夏惠丽　朱建宁	专业核心课	
5	内科疾病防治 *	1	傅一明　闫立安	专业核心课	
6	外科疾病防治 *	1	刘庆国　周雅清	专业核心课	
7	妇产科疾病防治 *	1	黎　梅　周惠珍	专业核心课	
8	儿科疾病防治 *	1	黄力毅　李　卓	专业核心课	
9	公共卫生学基础 *	1	戚　林　王永军	专业核心课	
10	急救医学基础 *	1	魏　蕊　魏　瑛	专业核心课	
11	康复医学基础 *	1	盛幼珍　张　瑾	专业核心课	
12	病原生物与免疫学基础	1	钟禹霖　胡国平	专业技能课	
13	病理学基础	1	贺平则　黄光明	专业技能课	
14	中医药学基础	1	孙治安　李　兵	专业技能课	
15	针灸推拿技术	1	伍利民	专业技能课	
16	常用护理技术	1	马树平　陈清波	专业技能课	
17	农村常用医疗实践技能实训	1	干景舟	专业技能课	
18	精神病学基础	1	汪永君	专业技能课	
19	实用卫生法规	1	菅辉勇　李利斯	专业技能课	
20	五官科疾病防治	1	王增源	专业技能课	
21	医学心理学基础	1	白　杨　田仁礼	专业技能课	
22	生物化学基础	1	张文利	专业技能课	
23	医学伦理学基础	1	刘伟玲　斯钦巴图	专业技能课	
24	传染病防治	1	杨　霖　曹文元	专业技能课	

药剂、制药技术专业

序号	教材名称	版次	主编	课程类别	适用专业
1	基础化学 *	1	石宝珏　宋守正	专业核心课	制药技术、药剂
2	微生物基础 *	1	熊群英　张晓红	专业核心课	制药技术、药剂
3	实用医学基础 *	1	曲永松	专业核心课	制药技术、药剂
4	药事法规 *	1	王蕾	专业核心课	制药技术、药剂
5	药物分析技术 *	1	戴君武　王军	专业核心课	制药技术、药剂
6	药物制剂技术 *	1	解玉岭	专业技能课	制药技术、药剂
7	药物化学 *	1	谢癸亮	专业技能课	制药技术、药剂
8	会计基础	1	赖玉玲	专业技能课	药剂
9	临床医学概要	1	孟月丽　曹文元	专业技能课	药剂
10	人体解剖生理学基础	1	黄莉军　张楚	专业技能课	药剂、制药技术
11	天然药物学基础	1	郑小吉	专业技能课	药剂、制药技术
12	天然药物化学基础	1	刘诗泱　欧绍淑	专业技能课	药剂、制药技术
13	药品储存与养护技术	1	宫淑秋	专业技能课	药剂、制药技术
14	中医药基础	1	谭红　李培富	专业核心课	药剂、制药技术
15	药店零售与服务技术	1	石少婷	专业技能课	药剂
16	医药市场营销技术	1	王顺庆	专业技能课	药剂
17	药品调剂技术	1	区门秀	专业技能课	药剂
18	医院药学概要	1	刘素兰	专业技能课	药剂
19	医药商品基础	1	詹晓如	专业核心课	药剂、制药技术
20	药理学	1	张庆　陈达林	专业技能课	药剂、制药技术

注：1. * 为"十二五"职业教育国家规划教材。
　　2. 全套教材配有网络增值服务。

前　言

为了落实国家职业教育"十二五规划"人才培养的"德育优先、能力为重、全面发展"的战略方针，秉承"以就业为导向，以能力为本位，以实践为中心，以职业需求为标准"的基本理念，结合产业发展和企业生产实际对技能型劳动者，特别是高级技能人才职业能力的需要，我们编撰了这本教材。

本教材的编写遵循"以学科体系为引领"向"以解决岗位问题为引领"转变，"以学科知识为主线"向"以实际应用和能力提高为主线"转变的设计思路；以应用实践为宗旨，坚持针对性、实用性、适用性原则，根据我国现行药事管理的法律、法规、规章而精选教学内容，力求构架科学、内容紧凑，侧重于实际能力的培养。

本课程是中职药品类专业的专业核心课程，本教材主要供中职制药技术、药剂等药品类专业教学使用。全书包括绪论、药品、药品质量和药品标准、药品监督管理法律制度、药品生产法律规定、药品经营管理法律规定、医疗机构药事管理法律规定、药品管理的法律规定、特殊管理药品的法律规定、中药管理的法律规定、执业药师管理法律制度、其他卫生法律制度等内容，分别由王蕾（绪论、第二章）、彭玉凌（第一章）、高艳丽（第三章）、王翠荣（第四章）、丁丽（第五章）、李明（第六、九章）、吴薇（第七章）和张泉（第八、十章）负责编写。

本教材注重职业教材基础起点，贴近岗位需求，理论知识深浅适度，以情景问题分析、强化实际操作能力培养为特色。在编写体例上采用以工作过程为线索的编写模式，把知识技能围绕工作任务来呈现，本书设有：学习目标、导学情景、案例分析、课堂互动、知识链接、学以致用、点滴积累、目标检测等栏目。创新的编写体例，使枯燥、抽象的法律条文与实际生活、工作场景及特定事件联系起来，以激发学生的学习兴趣，增强其对理论知识的感悟，培养其运用法律知识分析和解决实际问题的能力，以便将来更好地适应岗位，做到依法从业，正确履行岗位职责。

参加本教材编写的人员既有教学经验丰富的一线老师，又有业务技能过硬的一线专业技术人员。在编写过程中，编者参阅了大量相关的专业书籍和资料，在此向原著作者表示衷心的感谢，同时，教材编写得到了各位编者所在学校和单位的大力支持，在此一并致以衷心的感谢。

　　由于编写时间仓促，加之编者水平有限，书中难免有疏漏和不妥之处，恳请专家学者及使用本教材的师生给予批评指正，以便修改完善。

王　蕾

2014 年 10 月

目　录

绪　论

 学习目标

1. 掌握药事、药事管理、药事法规等基本概念。
2. 熟悉我国药事法规体系、《药品管理法》的主要内容。
3. 了解我国药事法规的历史发展和现状,学习药事法规的目的、意义和方法。
4. 学会运用药事法规的基本知识分析解决实际问题。
5. 具有依法从事药事活动的意识。

导学情景

情景描述:

小芳在整理家庭药箱的时候,发现满满一箱的药绝大部分闲置无用。有些药都过期了,有些药还在保质期内,觉得很浪费,于是清理了两大包,一包是过期药,一包是没过期但是又没用的药。但是怎么处置却让她犯了难,过期的药扔在垃圾桶里会不会对他人和环境带来危害呢?没过期而自己用不着药的可不可以卖给需要的人呢?于是,小芳向学习药学专业的好友小君求助。

学前导语:

药品是一种特殊的商品,直接关系人体健康和生命安全,因此世界各国对围绕药品开展的各种活动均制定了相应的法律制度进行严格的管理。依法进行药事活动是同学们今后工作的关键,做到知法、懂法、守法,才能更好地提高职业素质。

第一节　药事法规概述

一、药事管理与药事法规

(一)药事、药事管理的概念

药事即药学事业的简称,泛指与药品的研制、生产、流通、使用、价格、广告、信息、监督、检验、药学教育等一切与药品、药学有关的事项。

1

知识链接

药事的词源

药事一词源于我国古代医药管理用语,19世纪以后成为日本药品管理的法律用语。我国目前药事一词是药学界的常用词,如药事管理、药事法规、药事组织等。

药事管理是指对药学事业的综合管理,是运用管理学、法学、社会学、经济学的理论和方法对药事活动进行研究,总结其规律,并用以指导药学事业健康发展的社会活动。药事管理作为社会管理的一个重要组成部分,其目的是为了确保药品质量,保证公众用药安全、有效、经济、合理、及时、方便,不断提高国民健康水平,促进经济社会协调发展。

(二)药事法规的概念

药品是一种特殊的商品,使用得当具有预防、诊断和治疗疾病以及有目的地调节人的生理机能等作用,使用不当会对机体造成伤害甚至危及人的生命安全。因此,加强对药品的监督管理,对保证药品质量和保障用药安全、有效十分重要。世界各国普遍对药品进行了法制化管理,通过立法把整个药学事业置于严格的规范化、标准化、程序化的科学管理之中,构建了药品的法制化体系,从而形成了药事法规这门法学、药学、管理学、经济学等学科相互渗透、相互融合的交叉学科。

药事法规是指由国家制定或认可,以维护人体生命健康为目的,并由国家强制力保证实施的调整与药事活动相关的行为及社会关系的一系列法律规范的总称。药事法规是个广义的概念,它不仅包括宪法、刑法、民法、行政法律中用于调整药事领域的法律规范,也包括药事管理法律、药事管理行政法规、地方性药事管理法规以及药事管理规章、药事管理决定和办法等。

(三)药事法规的特征

药事法规作为我国社会主义法律体系中的一个重要组成部分,它既具有一般法律规范的基本特征,同时又具有自身特有的、其他法律规范无法替代的特征,具有自身的特殊性:

1. 药事法规以维护人的生命健康权为根本宗旨　药事管理立法是为了加强药品监督管理,保证药品的质量和用药安全有效,维护人的生命健康权,保障用药人的合法权益。

2. 药事法规是以药品质量标准为核心的行为规范　药事法规把药事管理颁布的药品标准和保证药品质量的工作标准、技术成果、技术规范等以法律形式确立下来,以规范人们研究、生产、经营、使用药品的行为,从而确保药品的安全性和有效性。从这个角度来看,药事法规具有很强的专业性、技术性。

3. 药事法规具有系统性和时效性　药事管理是一个系统性很强的管理工作,与之相应的药事法规也涉及药学事业的各个方面、各个环节,因此,具有系统性;药事法规来源于药事管理的实践,随着药事和药事管理的不断发展,药事法规必须在实践中不断修订、完善和补充,这充分体现了药事法规的时效性。

4. 药事法规具有一定的国际性　药事法规虽然在本质上属于国内法,但由于药事本身的共性,以及药品的国际贸易和技术交流日趋频繁,特别是为了适应WTO的规则,使得我国在制定药事法规时比较注重吸取和借鉴其他国家通行的规则;经济全球化的客观环境也要求国际社会统一标准,国际性药品管理、控制药品管理的公约、协议、规范、制度不断增加,比如联合国《1961年麻醉品单一公约》、《1971年精神药物公约》等。

二、我国药事法规建设的发展与现状

知识链接

古代的药事管理

据《周礼》记载,早在周朝我国就已建立了医政组织和有关制度,设置医师,掌管药事行政诸事。

后汉出现了我国第一部药学专著《神农本草经》。

隋唐时期以太医署作为国家最高医药行政机构,并设有专职人员负责药品批发、储存工作。唐朝颁布的《新修本草》是世界上最早的一部国家级药典,比欧洲最早的《弗洛伦斯药典》早八百多年。

宋朝的国家药局制定了生产药品的法定标准《太平惠民和剂局方》,这是我国也是世界最早的药品标准。

明清时期的《本草纲目》及《本草纲目拾遗》为现在中药材标准提供了重要科学依据。

此外,我国古代历代政府都制定有禁止贩卖假药、禁止市集售药等行为的法律规定。

(一)我国近现代药事管理立法概况

自 1840 年鸦片战争到 1949 年中华人民共和国成立的百余年间,由于西方列强的入侵,随之传入了西医药及其管理制度,在此期间,先后颁布了一些药事法规,主要有:《药师暂行条例》、《麻醉药品管理条例》、《管理药商规则》、《细菌学免疫学制品管理规则》、《药师法》等。

(二)新中国成立以来药事法规建设的成就

新中国成立后,党和政府非常重视药学事业,先后根据不同时期的需要制定了一系列有关药品管理的政策、法规。例如,建国初期为配合戒烟戒毒工作制定发布了《关于严禁鸦片烟毒的通令》、《关于麻醉药品临时登记处理办法的通令》,为清理旧社会遗留下来的充斥市场的伪劣药品而发布了《关于资本主义国家进口西药检验管理问题的指示》。随着我国制药工业的发展,为了加强药品质量监管制定发布了《关于发展中药材生产问题的指示》、《关于药品生产管理及质量问题报告》、《药政管理条例(试行)》、《中华人民共和国药典》等。

随着药学事业的发展,我国药事法规建设取得了显著的成就,1984 年 9 月 20 日第六届全国人民代表大会常务委员会第七次会议通过了《中华人民共和国药品管理法》(简称《药品管理法》),自 1985 年 7 月 1 日起施行。这是我国第一部全面的、综合性的药品管理法律。2001 年 2 月 28 日第九届全国人民代表大会常务委员会第二十次会议通过了新修订的《中华人民共和国药品管理法》,自 2001 年 12 月 1 日起施行。2015 年 4 月 24 日第十二届全国人民代表大会常务委员会第十四次会议通过了新修改决定,自公布之日起放行。这是我国现行的药品管理法律。2002 年 8 月 4 日国务院公布了《中华人民共和国药品管理法实施条例》(简称《药品管理法实施条例》),于 2002 年 9 月 15 日起施行。

《中华人民共和国药品管理法》及《药品管理法实施条例》的制定颁布具有划时代的意义,使我国药品管理立法取得了重大进展,为我国今后药学事业的发展奠定了坚实的法律基础。以《药品管理法》为核心,国务院、国家食品药品监督管理总局、国家卫生和计划生育委员会及相关部委先后制定发布了十多个药事管理行政法规、二十多个药事管理行政规章,各省、市、自治区也制定了相应的药事管理地方性法规,我国药事法制化进程进入了新的阶段。

三、药事法规体系

（一）药事法规体系概述

药事法规体系是以宪法为前提和基础，以基本法为核心，以药事管理法律、药事管理行政法规、药事管理地方性法规、药事管理行政规章和我国承认或加入的国际条约为主要内容的科学体系，包括横向的内容体系和纵向的结构体系（绪图1）。

（二）《药品管理法》概述

《药品管理法》是专门规范我国药品研制、生产、经营、使用和监督管理的法律。自实施以来，对于保证药品质量，保障人体用药安全有效，打击制售假药、劣药，发挥了重要的作用。

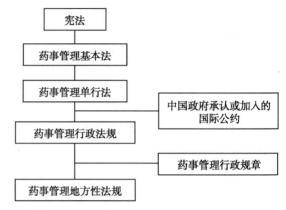

绪图1　我国药事法规体系基本层次结构图

1.《药品管理法》的立法目的和意义

（1）目的：加强药品监督管理，保证药品质量，保障人体用药安全，维护人民身体健康和用药的合法权益。

（2）意义：为药品监督管理工作提供了法律依据；为维护人民群众用药安全提供了法律保障；为药学事业的健康发展提供了法律支持；为提高我国医药经济的竞争力奠定了法律基础。

2.《药品管理法》的适用范围　《药品管理法》的适用范围即效力范围。《药品管理法》第二条规定："在中华人民共和国境内从事药品的研制、生产、经营、使用和监督管理的单位或者个人，必须遵守本法。"

（1）时间效力：现行的《药品管理法》的生效时间是2001年12月1日。

（2）空间效力：空间范围是在中华人民共和国境内。

（3）对象效力：对象是从事药品的研制、生产、经营、使用和监督管理的单位或者个人。这里药品的使用指的是医疗机构为临床治疗而进行的调配处方、购药、储存药品等活动，而不是包括患者个人本身的直接用药行为。

案例分析

案例

2009年10月，某县食品药品监督管理局在汽车客运站截获药品数件，经追查，此药是本县李某所购。李某，男，45岁，经营一家日用品小商店，有无证经营药品的嫌疑。李某在接受调查时声称，自己身患多种慢性疾病，必须长期使用药物，为节约费用，所以批量购买自用，未作销售。李某居住地的村委会和为李某看病的医生均为其提供证明，基于大量事实和证明，食品药品监督管理部门将药返还给李某。

分析

李某所购药品为自用，属于个人用药行为，不属于《药品管理法》调整范围，食品要监督管理部门无权对其进行处罚。

3.《药品管理法》的主要内容　现行的《药品管理法》分为 10 章,共 104 条。第一章总则;第二章药品生产企业管理;第三章药品经营企业管理;第四章医疗机构的药剂管理;第五章药品管理;第六章药品包装管理;第七章药品价格和广告的管理;第八章药品监督;第九章法律责任;第十章附则。

课堂互动

议一议:导学情境中小芳遇到了难题,我们一起来帮她想想好办法吧。

（三）药事法规规定的法律责任

违反药事法规应承担的法律责任,主要包括行政责任、民事责任、刑事责任。

1. 行政责任　包括:没收违法所得、罚款、取缔、责令改正、停产或停业整顿、撤销批准证明文件、吊销许可证或资格。

2. 民事责任　主要是民事赔偿。

3. 刑事责任　构成犯罪追究刑事责任。

 点滴积累

1. 药事即药学事业的简称,泛指与药品的研制、生产、流通、使用、价格、广告、信息、监督、检验、药学教育等一切与药品、药学有关的事项。

2. 药事管理是指对药学事业的综合管理,是运用管理学、法学、社会学、经济学的理论和方法对药事活动进行研究,总结其规律,并用以指导药学事业健康发展的社会活动。

3. 药事法规是指由国家制定或认可,以维护人体生命健康为目的,并由国家强制力保证实施的调整与药事活动相关的行为及社会关系的一系列法律规范的总称。

4. 现行的《中华人民共和国药品管理法》自 2001 年 12 月 1 日起施行,共 10 章 104 条。

第二节　学习药事法规课程的目的、意义和方法

一、学习药事法规课程的目的、意义

随着药学事业的发展以及药事法规的建设和完善,药事管理更加规范化、法制化,对药学人员的素质提出了全新的要求。一名合格的药学人员,不仅要掌握药学理论、知识和技能,而且还需要培养崇高的职业道德品质和法律意识。药事法规课程是一门应用性课程,它对于药品类专业学生具有特殊的社会现实意义。

（一）培养具有综合素质的专业技能人才的需要

对药品类专业的学生,学习药事法规课程使学生熟悉、掌握药品监督管理的法律法规,可以完善学生的知识结构,增强法律意识,树立依法从事职业活动的观念,提高适应职业的能力,为未来从事药学实践活动打下良好的基础。

（二）维护公民健康权利的需要

通过学习药事法规知识,有助于对公民健康权有更全面、系统、深刻的认识,促使自己在以后的工作中自觉的遵守药事法规的规定,规范药事行为,以维护公民的生命健康权。

（三）推动医药卫生事业发展的需要

随着医药卫生事业改革的纵深推进，药学实践将面临诸多问题。所以，我们学习药事法规课程，可以帮助我们运用药事法规的知识，提高自己的责任感和质量安全意识，促使自己在业务上精益求精，以增强药事活动的科学性，从而适应和推动医药卫生事业的发展。

二、学习药事法规课程的方法

（一）理论联系实际的方法

药事法规是一门应用理论学科，具有很强的实践性。因而，学习药事法规必须坚持从实际出发，运用药事法规理论解决药学实践问题。要将药事法规同个人思想、生活、专业工作等实际结合起来，有助于提高运用药事法规的基本理论来发现、分析、解决问题的能力，增强法律意识，规范自己的行为，更好地为公众健康服务。

（二）案例分析的方法

案例分析的方法是就具体的药事活动进行药学的、法律的、管理的经济的分析讨论，做出综合的评判，探究案例背后的深层次的原因和实质，以提高我们分析解决问题的能力。建议同学们关注与药学实践活动有关的时事，并收集一些案例进行分析和讨论，才能更加深入、具体地学习药事法规。

（三）调查研究的方法

学习药事法规课程不能拘泥于课堂和学校之内，应该充分运用网络等现代科技手段，通过查阅资料、收集信息来拓宽视野。还应该走出学校，到药品研究、生产、经营、检验、管理等企业、单位参观学习、调查研究，既可以加深对所学知识的理解，还可以了解学科的发展。

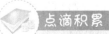 **点滴积累**

1. 学习药事法规是培养具有综合素质的专业技能人才的需要；是维护公民健康权利的需要；是推动医药卫生事业发展的需要。
2. 学习药事法规课程的方法：理论联系实际的方法；案例分析的方法；调查研究的方法。

 目标检测

一、单项选择题

（一）A型题

1. "药事"是指与药品的研制、生产、流通、使用及（　　）等一切与药品、药学有关的事项

    A. 价格、合理用药、广告、信息

    B. 广告、信息、监督、合理用药

    C. 价格、广告、信息、监督、检验、药学教育

    D. 价格、广告、检验、药学教育

    E. 监督、检验、合理用药

2. 《药品管理法》适用于（　　）

    A. 药品检验、科研、信息网络的单位及个人

B. 所有有关药品的生产、科研开发和使用的单位和个人

C. 所有与药学有关的单位和个人

D. 药品生产、经营、使用的单位和个人

E. 所有从事药品的研制、生产、经营、使用和监督管理的单位或者个人

3.《药品管理法》是由全国人大常委会通过的（　　）

A. 单行法律　　　　　B. 行政法规　　　　　C. 部门规章

D. 基本法律　　　　　E. 国际条约

（二）B 型题

[4～7]

A. 1984 年 9 月 20 日　　　　　B. 2002 年 9 月 15 日

C. 2001 年 2 月 28 日　　　　　D. 1985 年 7 月 1 日

E. 2001 年 12 月 1 日

4. 我国第一部《药品管理法》的制定时间是（　　）

5. 我国第一部《药品管理法》的生效时间是（　　）

6. 我国现行的《药品管理法》的制定时间是（　　）

7. 我国现行的《药品管理法》的生效时间是（　　）

二、多项选择题

1.《药品管理法》的立法目的是（　　）

A. 加强药品监督管理　　　　　B. 保证药品质量

C. 增进药品疗效　　　　　D. 维护人民身体健康和用药的合法权益

E. 保障人体用药安全

2. 药事法规的特殊特征包括（　　）

A. 是以维护人的生命健康权为根本宗旨

B. 是以药品质量标准为核心的行为规范

C. 具有系统性和时效性

D. 有一定的国际性

E. 具有实践性

三、简答题

1. 什么是药事法规？药事法规有哪些特征？

2. 药品类专业学生为什么要学习药事法规？

四、实例分析

案情介绍：

2006 年 4 月，广州中山大学附属第三医院使用齐齐哈尔第二制药厂（简称"齐二药"）生产的"亮菌甲素注射液"，导致 65 名使用该药品的患者中部分出现了肾衰竭症状，导致 14 名患者死亡，另一人病情加重。同年 5 月，"齐二药"生产的"亮菌甲素注射液"被认定为假药，在全国范围内被紧急查封。经警方查明，王×平伪造"中国地质矿业总公司泰兴化工总厂"营业执照、药品生产许可证、药品注册证，用"二甘醇"冒充药用"丙二醇"销售给齐齐哈尔第二制药厂，致使该公司生产出来的"亮菌甲素注射液"不合格。

黑龙江省药监局做出决定，吊销"齐二药"生产许可证。法院判处：王×平以危险方法危害公共安全，被判处无期徒刑，剥夺政治权利终身，并处罚金人民币 40 万元，没收违法所

得 29 万余元;"齐二药"公司副总经理朱×华、化验室主任郭×芬、药品采购员钮×仁、副总经理郭×平、总经理尹×德分别被以重大责任事故罪判处四年至七年不等有期徒刑;"齐二药"是生产假药的责任人,应承担最终赔偿责任,中山大学附属第三医院等其余三方被告承担连带责任,共需赔偿原告 350 余万元。

分析:分析本案涉及的法律责任。

(王　蕾)

第一章　药品、药品质量和药品标准

 学习目标

1. 掌握药品、药品质量、药品标准等基本概念。
2. 熟悉药品的质量特性，有关假药、劣药的规定。
3. 了解药品的分类、假药和劣药的区别。
4. 学会运用所学法律法规知识判断假药和劣药。
5. 具有应用法律法规知识分析解决相关案例和实际问题的能力。

 导学情景

情景描述：

某卫生院医师，在为一位双眼急性结膜炎的患者治疗时，出于好心，将多个别人用过的青霉素瓶内少量余药抽吸在一起，给患者点眼，意思是不收费了，想为患者省几个钱。结果点眼后即发生过敏反应，引起患者过敏性休克死亡。药品也是一种商品，但在日常生活中可以随意使用吗？它与一般的商品又有着哪些不同与特殊性呢？

学前导语：

药品与一般商品的最大不同体现在其与使用者的生命关联性，所以，国家对于药品有着严格的界定和法律制度进行管制。本章就将带领大家学习药品的特殊性和药品标准，学会区分假药与劣药的不同之处。

第一节　药　品

一、药品的概念

药品是指用于预防、治疗、诊断人的疾病，有目的地调节人的生理机能并规定有适应证或者功能主治、用法和用量的物质，包括中药材、中药饮片、中成药、化学原料药及其制剂、抗生素、生化药品、放射性药品、血清、疫苗、血液制品和诊断药品等。

知识链接

"药"的来历

"药"的繁体字是"藥",《说文解字》说"药"是治病草,即"乐子上需草"。人生病了自然不快乐,只有吃"草"才快乐。此处的草为青草、蔬菜等,这是祖先在上百万年的生存经验中总结出来的知识,并把这些知识融合在汉字的创造中。

二、药品的特征

药品和其他商品一样,通过流通渠道进入消费领域,具有商品的一般属性。同时,药品直接关系到人体健康和生命安全,关系到千家万户的幸福与安宁。因此药品是一类特殊的商品,具有与其他商品不同的特殊性。

(一)医用专属性

药品的医用专属性表现在其与医学相辅相成,药品是用于人体的防病治病、解除患者痛苦、挽救患者生命的物质,各种药品有不同的适应证、用法和用量,必须与疾病的诊断相结合,进行对症治疗,合理使用。若滥用药物就容易造成中毒或产生药源性疾病。

(二)效果双重性

药品效果的两重性是指药品既有防病治病的一面,也具有不良反应的另一面。药品可以防病治病、康复保健,但多数药品又有不同程度的毒副作用。如果管理有方、用之得当,可以治病救命;反之,疏于管理、用之不当,则会影响健康,甚至危及生命。

(三)质量严格性

药品是人类用来同疾病作斗争的武器,所以药品质量是至关重要的。药品有严格的质量标准,只有符合法定质量标准的合格药品才能保证疗效。药品质量不合格,轻者导致疗效下降,重者会出现明显的毒副作用。因此,药品不能像其他商品一样,不存在优劣等级的质量差别。药品质量的真伪,一般消费者不具备鉴别药品的能力,必须由专业技术人员借助科学检测仪器,依照法定程序和标准,运用科学的方法,才能作出科学的鉴定和评价。

(四)使用时效性

药品的化学性质决定药品只能在一定的时效内保证其安全、有效的特征,若放置时间过久,都会产生变化、降低疗效,增加毒性或刺激性,因此,药品都具有有效期。所以,药品生产、经营、管理部门一定要注意药品储存适当。一旦有效期到达,即行报废销毁,绝不能使用。

三、药品的分类

按照药品管理法律法规关于药品分类管理的类别,可将药品分为:

(一)现代药与传统药

1. 现代药 现代药是指19世纪以来发展起来的,是用现代科学方法得到的,并且是用现代医学理论和方法筛选确定其药效的物质。由于这类药品最初在西方国家发展起来,后传入我国,所以,一般称为西药。

2. 传统药 传统药是指各国、各民族历史上流传下来的药物,其主要来源为天然物质,其主要分类有植物药、动物药和矿物药。我国的传统药主要是中药，还包括各民族药如藏药、蒙药、苗药等。

 知识链接

中药

中药主要起源于中国，植物药为最多，动物药如蛇胆、鹿茸、蜈蚣等；矿物类如明矾、雄黄、磁石等。少数中药源于外国，如西洋参、高丽参等。

（二）新药与上市（注册）药

1. 新药　新药是指未曾在中国境内上市销售的药品。对已上市药品改变剂型、改变给药途径、增加新适应证的药品，按照新药管理。

2. 上市药品（注册药品）　上市药品（注册药品）是指经国家药品监督管理部门审查批准并发给生产批准文号或进口药品注册证书的药品制剂。

（三）国家基本药物与基本医疗保险药品

1. 国家基本药物　基本药物是适应基本医疗卫生需求，剂型适宜，价格合理，能够保障供应，公众可公平获得的药品。政府举办的基层医疗卫生机构全部配备和使用基本药物，其他各类医疗机构也都必须按规定使用基本药物。

2. 基本医疗保险药品　为保障城镇职工基本医疗用药，合理控制药品费用，规范基本医疗保险用药范围管理，由劳动保障部门组织制定并发布了《国家基本医疗保险药品目录》，并分为甲类目录和乙类目录。

（四）特殊管理药品与严格管理药品

1. 特殊管理药品　特殊管理药品是指在保管和使用过程中，应严格按照国家有关规定进行管理的药品，包括麻醉药品、精神药品、医疗用毒性药品和放射性药品等。

2. 严格管理药品　严格管理药品是指在研究、生产、供应和使用过程中，国家进行严格管理的药品。例如，戒毒药品就属于国家严格管理的药品。

（五）处方药与非处方药

1. 处方药　处方药是指必须凭执业医师或执业助理医师的处方才可调配、购买和使用的药品。

2. 非处方药　非处方药是指由国务院药品监督管理部门公布的，不需要凭执业医师或执业助理医师的处方，消费者可以自行判断、购买和使用的药品。

 知识链接

国内外处方药与非处方药的管理

迄今为止，西欧、北美等发达国家和地区已经建立了比较成熟的处方药和非处方药的分类管理制度。中国《处方药与非处方药分类管理办法（试行）》于1999年6月1日经原国家药品监督管理局审议通过，并由原国家药品监督管理局于1999年6月18日公布。该管理办法自2000年1月1日起施行。

点滴积累

1. 药品是指用于预防、治疗、诊断人的疾病，有目的地调节人的生理机能并规定有适应证或者功能主治、用法和用量的物质。
2. 药品具有医用专属性、效果双重性、质量严格性和使用时效性等特性。
3. 药品可分为：现代药与传统药、新药与上市（注册）药、国家基本药物与基本医疗保险药品、特殊管理药品与严格管理药品、处方药与非处方药。

第二节 药品质量和药品标准

一、药品质量

药品质量是指药品能满足预防、治疗、诊断人的疾病，有目的地调节人的生理机能的规定要求有关的固有特性的总和。

根据药品的用途以及人们长期用药的经验，药品的质量特征主要包括：

（一）有效性

药品的有效性是指药品在规定的适应证、用法和用量的条件下，能满足预防、治疗、诊断人的疾病，有目的地调节人的生理机能的要求。这是人们使用药品的唯一目的，是评价药品质量最重要的指标之一。我国对药品的有效性按在人体达到所规定的效应的程度分为"痊愈"、"显效"、"有效"。国际上有的则采用"完全缓解"、"部分缓解"、"稳定"来区别。

（二）安全性

药品的安全性是指按规定的适应证和用法、用量使用药品后，对用药者的健康的影响以及人体产生毒副反应的程度。大多数药品均有不同程度的毒副反应，因此，安全性也是药品的固有特性，只有在衡量有效性大于毒副反应，或可解除、缓解毒副作用的情况下才能使用某种药品。所以，各国政府在新药的审批中都要求研制者提供急性毒性、长期毒性、致畸、致癌、致突变等数据，就是为了保证药品的安全性。

（三）稳定性

药品的稳定性是指在规定的条件下保持其有效性和安全性的能力。所谓规定的条件是指药品的有效期限，以及生产、贮存、运输和使用的条件。稳定性也是药品的固有特性，它是药品质量可控、安全有效的重要基础。如果某些物质虽然具有预防、治疗、诊断疾病的有效性和安全性，但极易变质、不稳定、不便于运输和贮存，其将不能作为药品流入医药市场。

（四）均一性

药品的均一性是指药物制剂的每一单位产品都符合有效性、安全性的规定要求。即指药物制剂的每一片、一支注射剂、一包冲剂、一瓶糖浆具有相同的品质。由于人们在服用药品时是按每单位剂量服用的，若每单位药物含量不均一，就可能造成患者用量的不足而无效，或者用量过大而中毒、甚至导致死亡。所以，均一性是在制剂过程中形成的药物制剂的固有特性。

二、药品标准

（一）药品标准的概念

药品标准是指国家对药品的质量规格及检验方法所作的技术规定，是药品研制、生产、经营、使用及检验、监督管理部门共同遵循的法定依据。

药品标准是药品管理的一种特殊法律制度，法定的药品质量标准具有法律效力，生产、销售、使用不符合药品质量标准的药品是违法的行为。

（二）国家药品标准

国家药品标准是指国务院食品药品监督管理部门颁布的《中华人民共和国药典》、药品注册标准和其他药品标准。

《中华人民共和国药典》（简称《中国药典》），是由国家药典委员会负责组织编纂、制定和修订的国家药品标准，是法定的国家药品标准。新中国成立以来，我国共编撰颁布《中国药典》10 版，1985 年版之前有 3 版，1985 年起每 5 年修订颁布一版。目前已修订至 2015 年版。

 知识链接

《中国药典》2015 年版四部简介

《中国药典》2015 年版修订工作由国家药典委员会主持，本版分为四卷，相比 2010 年版，最大的变化之一是增设了独立一卷，在四部中包括现有药典一部、二部、三部的附录（现改为"通则"）内容、附表（包括原子量表、国际单位换算表）和药用辅料品种正文。

三、禁止生产和销售假药、劣药

（一）假药

1. 假药的概念　　假药是指药品所含成分与国家药品标准规定的成分不符的，或以非药品冒充药品或者以他种药品冒充此种药品的。

2. 属于假药的几种情形　　根据《药品管理法》第四十八条的规定，有下列情形之一的，按假药论处：

（1）国务院药品监督管理部门规定禁止使用的；

（2）依照本法必须批准而未经批准生产、进口，或者依照本法必须检验而未经检验即销售的；

（3）变质的；

（4）被污染的；

（5）使用依照本法必须取得批准文号而未取得批准文号的原料药生产的；

（6）所标明的适应证或者功能主治超出规定范围的。

13

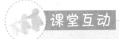

课堂互动

　　小王由于感冒引起慢性咽炎，服用西药半个月病情未见好转。于是小王去中医院找中医治疗，医生给小王开了一些药丸。小王按医嘱服药两周后病情依然不见好转，并发现药丸酸甜如山楂，怀疑药有问题。于是拿到当地药监部门进行检验，结果显示，此药丸主要成分为山楂和蜂蜜，并没有治疗咽炎的作用。小王前去中医院找医生理论，指责医生用假药害人，而医生则辩解说山楂和蜂蜜皆可入药，对人体无害。

　　议一议：对于小王和医生的说法，你是怎么认为的呢？

　　3. 生产、销售假药的法律责任

　　（1）行政责任：生产、销售假药的，没收违法生产、销售的药品和违法所得，并处违法生产、销售药品货值金额两倍以上五倍以下的罚款；有药品批准证明文件的予以撤销，并责令停产、停业整顿；情节严重的，吊销《药品生产许可证》、《药品经营许可证》或者《医疗机构制剂许可证》；

　　（2）民事责任：生产、销售假药，给使用者造成损害的，依法承担赔偿责任。

　　（3）刑事责任：生产、销售假药构成犯罪的，依法追究刑事责任。

知识链接

生产、销售假药罪

　　《刑法》第一百四十一条 【生产、销售假药罪】生产、销售假药的，处三年以下有期徒刑或者拘役，并处罚金；对人体健康造成严重危害或者有其他严重情节的，处三年以上十年以下有期徒刑，并处罚金；致人死亡或者有其他特别严重情节的，处十年以上有期徒刑、无期徒刑或者死刑，并处罚金或者没收财产。

　　根据《刑法》第一百五十条的规定，单位犯生产、销售假药罪的，对单位判处罚金，并对其直接负责的主管人员和其他直接责任人员，按个人犯生产、销售假药罪的法定刑处罚。

　　（二）劣药

　　1. 劣药的概念　劣药是指药品成分的含量不符合国家药品标准的。

　　2. 属于劣药的几种情形　根据《药品管理法》第四十九条的规定，有下列情形之一的，按劣药论处：

　　（1）未标明有效期或者更改有效期的；

　　（2）不注明或者更改生产批号的；

　　（3）超过有效期的；

　　（4）直接接触药品的包装材料和容器未经批准的；

　　（5）擅自添加着色剂、防腐剂、香料、矫味剂及辅料的；

　　（6）其他不符合药品标准规定的。

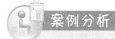

案例分析

案例

2012年12月，由于天气干燥寒冷，我国大部分地区暴发了季节性流感，小林不幸成为流感大军的一员。于是，小林到药店购买了一盒感冒胶囊，服药后才发现，药盒上标注的有效期至2012年10月；之后，小林用手机扫描条形码进行查找，并未出现此药的相关消息，此药品已被更改了生产批号。

分析

小林购买的感冒药超过了有效期，同时被更改了生产批号。符合《药品管理法》四十九条对劣药的规定，所以，小林购买的药属于劣药。

3. 生产、销售劣药的法律责任

（1）行政责任：生产、销售劣药的，没收违法生产、销售的药品和违法所得，并处违法生产、销售药品货值金额一倍以上三倍以下的罚款；情节严重的，责令停产、停业整顿或者撤销药品批准证明文件、吊销《药品生产许可证》、《药品经营许可证》或者《医疗机构制剂许可证》；

（2）民事责任：生产、销售劣药，给使用者造成损害的，依法承担赔偿责任。

（3）刑事责任：生产、销售劣药构成犯罪的，依法追究刑事责任。

知识链接

生产、销售劣药罪

《刑法》第一百四十一条 【生产、销售假药罪】生产、销售假药的，处三年以下有期徒刑或者拘役，并处罚金；对人体健康造成严重危害或者有其他严重情节的，处三年以上十年以下有期徒刑，并处罚金；致人死亡或者有其他特别严重情节的，处十年以上有期徒刑、无期徒刑或者死刑，并处罚金或者没收财产。

根据《刑法》第150条的规定，单位犯生产、销售假药罪的，对单位判处罚金，并对其直接负责的主管人员和其他直接责任人员，按个人犯生产、销售假药罪的法定刑处罚。

《药品管理法》对假药、劣药进行了界定，完善了行政执法手段，加大了对生产、销售或者配制假药、劣药行为的处罚力度。

边学边练

利用互联网等途径查找典型假药、劣药案例，并进行比较分析。详见实训1假药劣药案例收集及分析讨论。

点滴积累

1. 药品是指用于预防、治疗、诊断人的疾病，有目的地调节人的生理机能并规定有适应症或者功能主治、用法和用量的物质。

2. 药品的质量特征主要包括：有效性、安全性、稳定性、均一性。

3. 国家药品标准是指国务院食品药品监督管理部门颁布的《中华人民共和国药典》、药品注册标准和其他药品标准。

4. 假药是指药品所含成分与国家药品标准规定的成分不符的、以非药品冒充药品或者以他种药品冒充此种药品的。

5. 劣药是指药品成分的含量不符合国家药品标准的。

 目标检测

一、单项选择题

（一）A型题

1. 下列属于劣药的是（ ）

　　A. 药品所含成分与国家药品标准规定成分不符合的

　　B. 变质的

　　C. 被污染的

　　D. 直接接触药品的包装材料或容器未经审批的

　　E. 所标适应证超过规定范围的

2. 药品作为特殊商品的特征不包括（ ）

　　A. 效果双重性　　　　　　B. 质量严格性　　　　　　C. 高风险性

　　D. 医用专属性　　　　　　E. 使用时效性

3. 下列不属于药品的是（ ）

　　A. 中成药　　　　　　　　B. 血清疫苗　　　　　　　C. 中药饮片

　　D. 卫生材料　　　　　　　E. 血液制品

（二）B型题

[4～7]

　　A. 有效性　　　　　　　　B. 安全性　　　　　　　　C. 经济性

　　D. 均一性　　　　　　　　E. 稳定性

4. （ ）是指按规定的适应证和用法、用量使用药品后，对用药者的健康的影响以及人体产生毒副反应的程度

5. （ ）是指药物制剂的每一单位产品都符合有效性、安全性的规定要求

6. （ ）是指药品在规定的适应证、用法和用量的条件下，能满足预防、治疗、诊断人的疾病，有目的地调节人的生理机能的要求

7. （ ）是指在规定的条件下保持其有效性和安全性的能力

二、多项选择题

1. 药品的质量特征包括（ ）

　　A. 有效性　　　　　　　　B. 安全性　　　　　　　　C. 应用性

　　D. 稳定性　　　　　　　　E. 均一性

2. 药品的分类包括（ ）

　　A. 现代药与传统药　　　　　　　　　B. 新药与上市（注册）药

C. 特殊管理药品与严格管理药品　　D. 处方药与非处方药

E. 国家基本药物与基本医疗保险药品

三、简答题

1. 什么是药品？

2. 生产、销售假药、劣药应该承担何种法律责任？

四、实例分析

张大爷因感冒在药品零售店买了一盒感冒胶囊，结果在服用后身体感觉不适，送至医院经抢救无效死亡。后经查实，此药乃某兽药生产企业为牟利，在未取得任何许可批准的情况下，用生产兽药的设备生产的感冒胶囊，并盗用某知名品牌商标及外包装对外销售。

问：此感冒胶囊属于假药还是劣药？

（彭玉凌）

第二章 药品监督管理法律制度

 学习目标

1. 掌握药品监督管理、药品不良反应、药品召回等基本概念。
2. 熟悉我国药品监督管理机构及职责、药品不良反应监测报告制度。
3. 了解药品监督的重要性、《药品不良反应报告与监测管理办法》的立法目的。
4. 学会运用药事法规的基本知识分析药品不良反应事件、药品召回事件。
5. 具有依法从事药事活动的意识。

 导学情景

情景描述：

刘某，在当地健康路集贸市场经营出售从外地采购的人参、八角、三七、丁香等药材，同时在附近租了一间民房作为中药饮片的仓库，有时也在此处做点批发。当地药品监督管理局接到群众举报前来检查，发现刘某无《药品经营许可证》。药监部门对刘某无证经营药品予以取缔，并没收无证经营的药品，处以罚款。刘某认为自己在集贸市场从事经营，受工商行政管理局管理，而且集贸市场可以出售中草药。

学前导语：

药品是防病治病、维护人体健康的特殊产品，要确保人们用药安全有效，必须进行严格的质量监督，建立完善的药品监督管理法律制度。本章将对药品监督管理机构和药品安全监督管理的有关规定作介绍。

第一节　药品监督管理机构

药品监督管理是国家药品监督管理部门根据国家的法律、法规、政策，对药品研究、生产、经营、使用等各个部门和行业，在药品研制、生产、流通、价格、广告和使用等各个环节和过程实行有效的监督管理。做好药品监督管理工作，必须有统一、权威、高效的药品监督机构作为保证。

知识链接

药品监督管理主管部门和相关管理部门

主管部门：《药品管理法》第五条规定"国务院药品监督管理部门主管全国药品监督管理工作。"明确了药品监督管理部门的执法主体地位。

相关管理部门：《药品管理法》第五条规定"国务院有关部门在各自的职责范围内负责与药品有关的监督管理工作。"国务院有关部门包括：国家发展与改革委员会、商务部、国家卫生和计划生育委员会、人力资源和社会保障部、国家工商行政管理总局、公安部、国家中医药管理局、工业和信息化部、海关总署等部委。

我国药品监督管理机构分为药品行政监督管理机构和药品技术监督管理机构。

一、药品行政监督管理机构及其职责

（一）药品行政监督管理机构的设置

药品行政监督管理机构即我国各级食品药品监督管理机构，国家通过立法赋予其行政执法权力，包括：国家食品药品监督管理总局（China Food and Drug Administration，CFDA），省、自治区、直辖市食品药品监督管理局，地市级食品药品监督管理局和县区级食品药品监督管理局。

（二）药品行政监督管理机构的主要职责

1. 国家食品药品监督管理总局 国家食品药品监督管理总局的主要职责是对生产、流通、消费环节的食品安全和药品的安全性、有效性实施统一监督管理。

（1）负责起草食品、药品、医疗器械、化妆品监督管理的法律法规草案，拟订政策规划，制定部门规章。

（2）负责组织制定、公布国家药典等药品和医疗器械标准、分类管理制度以及药品和医疗器械研制、生产、经营、使用质量管理规范并监督实施。负责药品、医疗器械注册并监督检查。参与制定国家基本药物目录，配合实施国家基本药物制度。

（3）负责制定食品、药品、医疗器械、化妆品监督管理的稽查制度并组织实施，组织查处重大违法行为。

（4）负责建立食品药品重大信息直报制度；建设食品药品安全事故应急体系；建立药品不良反应、医疗器械不良事件监测体系；建立问题产品召回和处置制度。

（5）拟订并完善执业药师资格准入制度，指导监督执业药师注册工作。

知识链接

美国食品药品监督管理局

美国食品药品监督管理局（U.S. Food and Drug Administration，FDA）为直属美国健康及人类服务部管辖的联邦政府机构。

2. 省、自治区、直辖市食品药品监督管理局 省、自治区、直辖市人民政府药品监督管理部门负责本行政区域内的药品监督管理工作。

（1）在本行政区域内执行药品管理法律、法规、规章，对药品的生产、经营、使用进行监督,并对违法行为进行调查和行政处罚。

(2)核发《药品生产许可证》、《药品经营许可证》、《医疗机构制剂许可证》;组织药品GMP、GSP认证,并核发证书。

(3)依法对药物的研制情况及条件进行核查,对药品注册申报资料进行审核。审批药品广告,核发药品广告批准文号。

(4)协助有关部门做好执业药师资格考试,负责执业药师的注册和管理。

课堂互动

　　2002年9月14日,南京市汤山发生一起严重食物中毒事件。陈某因生意竞争,同一面食店老板发生矛盾,意图报复,用在农贸市场上购得国家明令禁止的剧毒灭鼠药"毒鼠强",投放到面食店食品原料内,造成300多人中毒,其中42人死亡。

　　各地也相继发生类似事件,利用毒鼠强投毒的事件逐年增加,已占到整个投毒案的65%。"毒鼠强"的毒性剧烈,其毒性相当于砒霜的300倍,5mg即可致人死亡。有人认为"毒鼠强"是毒药,既然是"药",为什么食品药品监督管理局不加强监督管理以杜绝类似事件发生呢?

　　议一议:"毒鼠强"该由食品药品监督管理局管理吗?

二、药品技术监督管理机构及其职责

　　药品技术监督管理机构是执行国家对药品质量实施监督检验的法定专业技术机构,包括国家食品药品监督管理总局的直属技术机构和各级食品药品检验机构。

(一)国家食品药品监督管理总局直属技术机构

　　国家食品药品监督管理总局直属技术机构设有中国食品药品检定研究院、国家药典委员会、药品审评中心、药品评价中心(国家药品不良反应监测中心)、药品认证管理中心、执业药师资格认证中心、国家中药品种保护审评委员会等直属技术机构。

　　中国食品药品检定研究院(原名中国药品生物制品检定所),是国家检验药品生物制品质量的法定机构和最高技术仲裁机构。

(二)药品检验机构

　　药品检验机构为同级药品监督管理机构的直属事业单位,承担依法实施药品审批和药品质量监督检查所需的药品检验工作。

 案例分析

　　案例

　　2010年7月1日,药监部门接到一个匿名举报,称在报上看到一则由"北京中医中药研究院糖尿病研制中心"研制生产能治糖尿病的药品广告,于是按联系方式邮购了"止渴降糖胶囊"。患者服用后感到极度眩晕,甚至都不能正常站立,怀疑吃的是假药。为获取该药品的相关信息,药监部门执法人员协助举报人,再次从不法分子手中购得同样药品,送至北京市药品检验所检验,认定为假药。随后警方破获此案,在天顺天利公司库房内起获大量准备投递的药物,均系假药。该制售假药案,涉案人员多达68人,窝点26个,销售金额高达3900余万元,其中的21人已经获刑。

分析

在药品监督管理过程中，对药品真假的判断不能凭感觉，当药监部门接到举报后，必须由药品检验机构依法对药品进行检验才能准确认定。

 点滴积累

1. 我国药品监督管理机构分为药品行政监督管理机构和药品技术监督管理机构。
2. 药品行政监督管理机构包括：国家食品药品监督管理总局，省、自治区、直辖市食品药品监督管理局，地市级食品药品监督管理局和县区级食品药品监督管理局。
3. 药品技术监督管理机构包括国家食品药品监督管理总局的直属技术机构和各级食品药品检验机构。

第二节 药品安全监督管理的法律规定

一、药品不良反应报告与监测管理

建立药品不良反应监测报告是为了加强药品的上市后监管，规范药品不良反应报告和监测，及时、有效控制药品风险，保障公众用药安全。我国于 1998 年加入 WTO 国际药品监测合作中心，并制定了《药品不良反应报告和监测管理办法》。

 知识链接

"反应停"药害事件

"反应停"（沙利度胺）是 1957 年首先在德国上市，由于能有效地阻止女性怀孕早期的呕吐，于是它成了"孕妇的理想选择"。20 世纪 50 至 60 年代初期，"反应停"在全世界广泛使用，随后出生了许多形同海豹，被称为"海豹肢畸形"的婴儿。1961 年，这种症状终于被证实是孕妇服用"反应停"所导致的。由此"反应停"被禁用，然而，该药 6 年间殃及全球 28 个国家，造成 12 000 多个致畸胎病例。"反应停"事件震惊全球，正是在这样的背景下，从 20 世纪 50 年代开始，许多国家陆续建立了药物不良反应监测报告制度。

（一）药品不良反应的概念与分类

1. **药品不良反应的概念** 药品不良反应（adverse drug reaction，ADR）是指合格药品在正常用法用量下出现的与用药目的无关的有害反应。

因使用药品引起以下损害情形之一反应的，为严重药品不良反应：①导致死亡；②危及生命；③致癌、致畸、致出生缺陷；④导致显著的或者永久的人体伤残或者器官功能的损伤；⑤导致住院或者住院时间延长；⑥导致其他重要医学事件，如不进行治疗可能出现上述所列情况的。

 课堂互动

议一议：假药、劣药给使用者造成损害与药物不良反应给使用者造成损害的区别是什么？

2. 药品不良反应的分类 根据世界卫生组织的分类,药品不良反应一般分为四类:A型药品不良反应(量变型异常)、B型药品不良反应(质变型异常)、C型药品不良反应(迟现型不良反应)及相互作用引起的不良反应。

(二)我国的药品不良反应监测报告制度

1. 药品不良反应监测报告的主管部门及职责 国家和地方各级食品药品监督管理局分别主管全国和本行政区域内药品不良反应报告和监测工作。各级卫生行政部门负责本行政区域内医疗机构与实施药品不良反应报告制度有关的管理工作。

国家和地方各级药品不良反应监测中心负责全国和本行政区域内药品不良反应报告和监测的技术工作。

2. 药品不良反应报告

(1)药品生产、经营企业和医疗机构应当建立药品不良反应报告和监测管理制度,设立或指定专门机构并配备专(兼)职人员,承担本单位的药品不良反应报告和监测工作。获知或者发现药品不良反应后应当详细记录、分析和处理,填写《药品不良反应/事件报告表》并报告。

(2)药品生产、经营企业和医疗机构获知或者发现可能与用药有关的不良反应,应当通过国家药品不良反应监测信息网络报告;不具备在线报告条件的,应当通过纸质报表报所在地药品不良反应监测机构,由所在地药品不良反应监测机构代为在线报告。

(3)药品生产、经营企业和医疗机构发现或者获知新的、严重的药品不良反应应当在15日内报告,其中死亡病例须立即报告;其他药品不良反应应当在30日内报告。有随访信息的,应当及时报告。

3. 评价与控制 药品生产企业、药品经营企业和医疗机构应当对收集到的药品不良反应报告和监测资料进行分析和评价,并采取有效措施减少和防止药品不良反应的重复发生。

省级药品不良反应监测机构应当每季度对收到的药品不良反应报告进行综合分析和评价。根据分析评价结果,可以采取暂停生产、销售、使用和召回药品等措施。

国家药品不良反应监测中心应当每季度对收到的严重药品不良反应报告进行综合分析和评价,提出风险管理建议,及时报国家食品药品监督管理总局和卫生部。

国家食品药品监督管理总局根据药品分析评价结果,必要时,应当采取责令修改药品说明书,暂停生产、销售、使用和召回药品等措施,对不良反应大的药品,应当撤销药品批准证明文件,并将有关措施及时通报卫生部。

(三)法律责任

1. 行政责任(表2-1)

表2-1 药品生产企业、药品经营企业、医疗机构违反《药品不良反应报告和监测管理办法》的行政责任

违法主体	违法行为	法律责任
药品生产企业	1. 未按建立药品不良反应报告和监测管理制度,或者无专门机构、专职人员负责本单位药品不良反应报告和监测工作的; 2. 未建立和保存药品不良反应监测档案的; 3. 未开展药品不良反应或者群体不良事件报告、调查、评价和处理的; 4. 未提交定期安全性更新报告的; 5. 未开展重点监测的; 6. 不配合严重药品不良反应或者群体不良事件相关调查工作的	警告,责令限期改正,可以并处五千元以上三万元以下的罚款

续表

违法主体	违法行为	法律责任
药品经营企业 医疗机构	1. 无专职或者兼职人员负责本单位药品不良反应监测工作的； 2. 未开展药品不良反应或者群体不良事件报告、调查、评价和处理的； 3. 不配合严重药品不良反应或者群体不良事件相关调查工作的	警告，责令限期改正；逾期不改的，处三万元以下的罚款

2. 民事责任　药品生产、经营企业和医疗机构违反相关规定，给药品使用者造成损害的，依法承担赔偿责任。

二、药品召回管理

（一）药品召回的含义

药品召回，是指药品生产企业（包括进口药品的境外制药厂商，下同）按照规定的程序收回已上市销售的存在安全隐患的药品。所谓安全隐患，是指由于研发、生产等原因可能使药品具有危及人体健康和生命安全的不合理危险。

（二）药品召回的分级与分类

1. 分级　根据药品安全隐患的严重程度，药品召回分为三级。

一级召回：使用该药品可能引起严重健康危害的；

二级召回：使用该药品可能引起暂时的或者可逆的健康危害的；

三级召回：使用该药品一般不会引起健康危害，但由于其他原因需要收回的。

2. 分类　药品召回分为两类，即主动召回和责令召回。

（1）主动召回：是指药品生产企业应当收集药品安全的相关信息，并进行分析，对可能存在安全隐患的药品依法进行调查、评估，发现药品存在安全隐患的，应当决定召回。

药品生产企业在作出药品召回决定后，应当制定召回计划并组织实施，一级召回在 24 小时内，二级召回在 48 小时内，三级召回在 72 小时内，通知到有关药品经营企业、使用单位停止销售和使用，同时向所在地省、自治区、直辖市药品监督管理部门报告。

（2）责令召回：是指药品监督管理部门经过调查评估，认为药品存在安全隐患，药品生产企业应当召回药品而未主动召回的，责令药品生产企业召回药品。

药品监督管理部门做出责令召回决定，应当将责令召回通知书送达药品生产企业，通知书包括：召回药品的具体情况，包括名称、批次等基本信息；实施召回的原因；调查评估结果；召回要求，包括范围和时限等。

药品生产企业在收到责令召回通知书后，应当依法通知药品经营企业和使用单位，制定、提交召回计划，并组织实施。

案例分析

案例

2010 年 7 月 26 日，国家食品药品监督管理局收到英维达国际贸易（上海）有限公司报告，丹麦利奥制药有限公司委托该公司主动召回在中国市场上所有批次的注射用夫西地酸钠，即"立思丁"。目前，丹麦利奥制药有限公司已在全球对该产品实施召回。

由于在批号为DD8874、DD9936、DE4117的注射用"立思丁"的玻璃瓶内发现玻璃碎片,为了保护患者安全,消除任何可能的风险,根据《药品召回管理办法》等相关规定,丹麦利奥制药有限公司决定从中国市场上主动召回所有批次注射用"立思丁"。尚未有由此质量投诉事件引起的药品不良事件。

分析

丹麦利奥制药有限公司在发现注射用夫西地酸钠出现问题后,依据《药品召回管理办法》及时召回产品,未出现不良事件,这属于药品生产企业主动召回,二级召回。

(三)法律责任

1. 行政责任(表2-2)

表2-2 药品生产企业、药品经营企业、使用单位违反《药品召回管理办法》的行政责任

违法主体	违法行为	法律责任
药品生产企业	违反法律、法规、规章规定造成上市药品存在安全隐患	1. 行政处罚 2. 企业已经采取召回措施主动消除或者减轻危害后果的,依照《行政处罚法》的规定从轻或者减轻处罚 3. 违法行为轻微并及时纠正,没有造成危害后果的,不予处罚
	1. 发现药品存在安全隐患而不主动召回药品的 2. 责令召回而拒绝召回药品的	1. 责令召回药品,并处应召回药品货值金额3倍的罚款 2. 造成严重后果的,由原发证部门撤销药品批准证明文件,直至吊销《药品生产许可证》
	1. 未在规定时间内通知药品经营企业、使用单位停止销售和使用需召回药品的 2. 未按照药品监督管理部门要求采取改正措施或者召回药品的	警告,责令限期改正,并处3万元以下罚款
	1. 未建立药品召回制度、药品质量保证体系与药品不良反应监测系统的 2. 拒绝协助药品监督管理部门开展调查的 3. 未提交药品召回的调查评估报告和召回计划、药品召回进展情况和总结报告的 4. 变更召回计划,未报药品监督管理部门备案的	警告,责令限期改正;逾期未改正的,处2万元以下罚款
药品经营企业使用单位	发现经营、使用的药品存在安全隐患: 1. 未停止销售或使用 2. 未通知药品生产企业、供货商 3. 未向药监管理部门报告的	责令停止销售和使用,并处1000元以上5万元以下罚款;造成严重后果的,由原发证部门吊销《药品经营许可证》或者其他许可证
	拒绝配合药品生产企业或者药品监督管理部门开展有关药品安全隐患调查、拒绝协助药品生产企业召回药品的	警告,责令改正,可以并处2万元以下罚款

2. **民事责任** 药品生产、经营企业和医疗机构违反相关规定,给药品使用者造成损害的,依法承担赔偿责任。

点滴积累

1. 药品不良反应（ADR）是指合格药品在正常用法用量下出现的与用药目的无关的有害反应。
2. 药品生产、经营企业和医疗机构应当建立药品不良反应报告和监测管理制度，并通过国家药品不良反应监测信息网络报告。
3. 药品召回，是指药品生产企业（包括进口药品的境外制药厂商，下同）按照规定的程序收回已上市销售的存在安全隐患的药品。
4. 药品召回分为两类、三级。"两类"即主动召回和责令召回；"三级"即一级召回、二级召回、三级召回。

 目标检测

一、单项选择题

（一）A型题

1. 国家主管药品监督管理部门是（   ）
   A. 国家卫生和计划生育委员会　　　　B. 国家中医药管理局
   C. 国家工商行政管理总局　　　　　　D. 国家食品药品监督管理总局
   E. 国家质检总局

2. 全国药品检验的最高技术仲裁机构是（   ）
   A. 中国食品药品检定研究院　　　　　B. 国家药典委员会
   C. 药品审评中心　　　　　　　　　　D. 药品评价中心
   E. 药品认证管理中心

3. 国家食品药品监督管理总局的英文缩写为（   ）
   A. SDA　　　　　　　　　B. SFDA　　　　　　　　　C. CFDA
   D. FDA　　　　　　　　　E. HHC

（二）B型题

[4～7]
   A. 一级召回　　　　　　　B. 二级召回　　　　　　　C. 三级召回
   D. 主动召回　　　　　　　E. 责令召回

4. （   ）是指使用该药品一般不会引起健康危害，但由于其他原因需要收回
5. （   ）是指使用该药品可能引起严重健康危害的
6. （   ）是指使用该药品可能引起暂时的健康危害的
7. （   ）是指使用该药品可能引起可逆的健康危害的

二、多项选择题

药品行政监督管理机构包括（   ）
   A. 国家食品药品监督管理总局
   B. 省、自治区、直辖市食品药品监督管理局
   C. 地市级食品药品监督管理局

D. 县区级食品药品监督管理局

E. 中国食品药品检定研究院

三、简答题

1. 药品严重不良反应包括哪些情形?

2. 简述国家食品药品监督管理总局的主要职责。

（王 蕾）

第三章 药品生产管理法律规定

学习目标

1. 掌握药品生产企业的开办条件、药品生产质量管理规范的主要内容。
2. 熟悉药品生产质量管理规范的认证以及管理办法、药品委托生产的相关规定。
3. 了解药品生产的特点。
4. 学会运用药品生产管理的相关法律法规解决实际问题。
5. 具有实事求是的科学态度和"药品质量是生产出来的"意识。

导学情景

情景描述：

A药厂受利益驱使，私自接受某药贩子的委托，将本厂手续齐全的药物"爱欣莫尔"更名为"吉瑞欣康"，并进行生产。该厂的车间环境脏乱差，工人都是徒手生产，药品合不合格全是领导说了算，并通过弄虚作假来推脱GMP认证。未经过批准的委托生产合法吗？没有到药监部门备案的商品名可以印刷到药品上吗？未通过GMP认证的车间生产的药品质量可靠吗？

学前导语：

"好药治病，坏药要命"，只有合格的药品才能治疗和预防疾病。药品的质量不是检验出来的，而是设计和生产出来的，怎样才能生产出合格的药品呢？本章将带领大家学习药品生产质量管理规范（GMP）的主要内容和认证管理，为以后走向药品生产岗位打下坚实的理论基础。

第一节 药品生产与药品生产企业

一、药品生产的特点及要求

（一）药品生产的概念

药品生产是指将原料加工制备成能供医疗用的药品的过程，包括原料药的生产和药物制剂的生产。

1. 原料药的生产　主要包括生药的加工制造、药用无机元素和无机化合物的加工制造以及药用有机化合物的加工制造。可以从天然药物中分离提取制备、化学合成法制备或用生物技术获得原料药。

2. 药物制剂的生产 将各种来源和不同方法制得的原料药，进一步制成适合临床治疗或预防使用的形式，如胶囊、片剂、注射剂等。

（二）药品生产的特点

1. 专业性强 药品生产要求具备专业的药学技术人员、工程技术人员及相应的技术工人。

2. 先进的生产技术 随着现代化技术的发展，目前药品生产的机械化和自动化程度均大大提高，先进的生产技术已应用于实际的生产。

3. 严格的生产条件 药品生产对生产环境（包括温、湿度）、空气洁净度，人员的卫生要求非常严格。

4. 复杂的生产环节 药品生产中涉及的原料药、辅料品种较多，药品的种类、规格、剂型也各不相同，生产环节也较复杂。

5. 法制化的监督管理 国家对药品的生产实施严格的监督管理，药品的生产需要获得《药品生产许可证》，并遵守《药品生产质量管理规范》的相关规定，依法管理，依法生产，违反者将承担法律责任。

（三）药品生产的要求

1. 关于原料、辅料的要求 生产药品所需的原料、辅料，必须符合药用要求。

药品生产企业生产药品所使用的原料药，必须具有国务院药品监督管理部门核发的药品批准文号或者进口药品注册证书、医药产品注册证书；但是，未实施批准文号管理的中药材、中药饮片除外。

2. 药品生产遵循的依据 除中药饮片的炮制外，药品必须按照国家药品标准和国务院药品监督管理部门批准的生产工艺进行生产，生产记录必须完整准确。药品生产企业改变影响药品质量的生产工艺的，必须报原批准部门审核批准。中药饮片必须按照国家药品标准炮制；国家药品标准没有规定的，必须按照省级药品监督管理部门制定的炮制规范炮制。

3. 对药品质量检验的规定 药品生产企业必须对其生产的药品进行质量检验；不符合国家药品标准或者不按照省级药品监督管理部门制定的中药饮片炮制规范炮制的，不得出厂。

二、开办药品生产企业的条件

《药品管理法》规定："开办药品生产企业，须经企业所在地省、自治区、直辖市人民政府药品监督管理部门批准并发给《药品生产许可证》，无《药品生产许可证》的，不得生产药品。"药品生产企业还应当在规定时间内通过 GMP 认证，取得《药品 GMP 证书》。

根据相关法律法规的规定，开办药品生产企业，除应当符合国家制定的药品行业发展规划和产业政策外，还应当符合以下条件：

1. 具有经过资格认证的药学技术人员、工程技术人员及相应的技术工人。

2. 具有与其药品生产相适应的厂房、设施和卫生环境。

3. 具有对所生产药品进行质量管理和质量检验的机构、人员以及必要的仪器设备。

4. 具有保证药品质量的规章制度。

三、药品生产企业资格的取得

根据《药品生产监督管理办法》(自 2004 年 8 月 5 日起实施)的相关规定,药品生产企业资格的申请和审批程序如下:

1. **申请筹建** 开办药品生产企业的申请人,应当向拟办企业所在地省、自治区、直辖市人民政府药品监督管理部门提出申请。省、自治区、直辖市人民政府药品监督管理部门应当自收到申请之日起 30 个工作日内,按照国家发布的药品行业发展规划和产业政策进行审查,并作出是否同意筹建的决定。

2. **申请《药品生产许可证》** 申办人完成拟办企业筹建后,应当向原审批部门申请验收。原审批部门应当自收到申请之日起 30 个工作日内,依据《药品管理法》第八条规定的开办条件组织验收;验收合格的,发给《药品生产许可证》。

《药品生产许可证》有效期为 5 年。有效期届满,需要继续生产药品的,持证企业应当在有效期届满前 6 个月,向原发证机关申请换发。

3. **申请《工商营业执照》** 申办人凭《药品生产许可证》到省级工商行政管理部门依法办理登记注册,取得《工商营业执照》。

4. **申请《药品 GMP 证书》** 新开办药品生产企业、药品生产企业新建药品生产车间或者新增生产剂型的,应当自取得药品生产证明文件或者经批准正式生产之日起 30 日内,申请 GMP 认证,取得《药品 GMP 证书》。

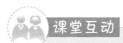

课堂互动

请用流程图表示出开办药品生产企业的程序以及各环节的注意事项。

四、药品委托生产

2014 年 8 月 14 日,国家食品药品监督管理总局发布《药品委托生产监督管理规定》(以下简称规定),自 2014 年 10 月 1 日起实施。

药品委托生产是指药品生产企业(以下称委托方)在因技术改造暂不具备生产条件和能力或产能不足暂不能保障市场供应的情况下,将其持有药品批准文号的药品委托其他药品生产企业(以下称受托方)全部生产的行为,不包括部分工序的委托加工行为。

(一)药品委托生产的申请与审批管理

委托方应当填写《药品委托生产申请表》,向所在地省、自治区、直辖市食品药品监督管理局提出申请。对于委托方和受托方不在同一省、自治区、直辖市的,委托方应当首先将《药品委托生产申请表》连同申请材料报受托方所在地省、自治区、直辖市食品药品监督管理局审查;经审查同意后,方可向委托方所在地省、自治区、直辖市食品药品监督管理局申报。

经审批符合规定的予以批准,发放《药品委托生产批件》。《药品委托生产批件》的有效期不得超过 3 年,且不得超过该药品批准证明文件规定的有效期限。有效期届满需要继续委托生产的,委托方应当在有效期届满 3 个月前,办理延期手续。委托生产合同终止的,委托方应当及时办理《药品委托生产批件》的注销手续。

麻醉药品、精神药品、药品类易制毒化学品及其复方制剂,医疗用毒性药品,生物制品,多组分生化药品,中药注射剂和原料药以及国家食品药品监督管理总局规定的其他药品,不得委托生产。

（二）对委托双方的要求

为确保委托生产药品的质量，委托方和受托方必须签订书面合同，明确规定各方责任、委托生产或委托检验的内容及相关的技术事项。

1. 委托方　应当是取得该药品批准文号的药品生产企业，应当对受托方的生产条件、生产技术水平和质量管理状况进行详细考察，对其生产全过程进行指导和监督，负责委托生产药品的质量和销售。

2. 受托方　应当是持有与生产该药品的生产条件相适应的《药品 GMP 证书》的药品生产企业。受托方按照 GMP 进行生产，并按照规定保存所有受托生产文件和记录。

（三）药品委托生产的其他规定

委托生产药品的质量标准应当执行国家药品质量标准，其处方、生产工艺、包装规格、标签、使用说明书、批准文号等应当与原批准的内容相同。在委托生产的药品包装、标签和说明书上，应当标明委托方企业名称和注册地址、受托方企业名称和生产地址。

药品生产企业接受境外制药厂商的委托在中国境内加工药品的，应当在签署委托生产合同后 30 日内向所在地省级药品监督管理部门备案。所加工的药品不得以任何形式在中国境内销售、使用。

 点滴积累

1. 开办药品生产企业需要取得《药品生产许可证》、《工商营业执照》和《药品 GMP 证书》。
2. 《药品生产许可证》和《药品委托生产批件》的审批机构均为省、自治区、直辖市的食品药品监督管理局，有效期分别为 5 年和 3 年。

第二节　药品生产质量管理规范

药品生产质量管理规范（Good Manufacturing Practice，GMP），是药品生产和质量管理的基本准则，是现在世界各国对药品生产全过程进行监督管理所采用的一种法定技术规范，是药品能在世界市场中流通的"准入证"。

 知识链接

GMP 的发展

1963 年美国率先颁布了世界上最早的一部 GMP，世界卫生组织于 1975 年 11 月正式公布 GMP 标准，目前全世界有 100 多个国家和地区实行 GMP 制度。

我国于 20 世纪初开始推行 GMP。1988 年卫生部颁布了我国第一部法定的《药品生产质量管理规范》，并于 1992 年、1998 年、2010 年三次进行修订，现行版为 2010 年修订版。

现行的 GMP 共 14 章、313 条，包括总则、质量管理、机构与人员、厂房与设施、设备、物料和产品、确认与验证、文件管理、文件管理、质量控制与质量保证、委托生产和委托检验、产品发运与召回、自检和附则。

一、药品生产质量管理规范的主要内容

（一）机构与人员

1. **机构设置** 企业应当设立独立的质量管理部门，质量管理部门可以分别设立质量保证部门和质量控制部门。

2. **人员资格** 生产管理负责人应当具有至少三年从事药品生产和质量管理的实践经验，其中至少有一年的药品生产管理经验；质量管理负责人应当具有至少五年从事药品生产和质量管理的实践经验，其中至少一年的药品质量管理经验；产品放行责任人应当具有至少五年从事药品生产和质量管理的实践经验，从事过药品生产过程控制和质量检验工作。

质量管理负责人和生产管理负责人不得互相兼任。质量管理负责人和产品放行责任人可以兼任。质量管理部门人员不得将职责委托给其他部门的人员。

3. **人员培训** 企业应当指定部门或专人负责培训管理工作，应当有经生产管理负责人或质量管理负责人审核或批准的培训方案或计划，培训记录应当予以保存。与药品生产、质量有关的所有人员都应当经过培训，培训的内容应当与岗位的要求相适应。高风险操作区的工作人员应当接受专门的培训。

4. **人员卫生** 直接接触药品的生产人员上岗前应当接受健康检查，以后每年至少进行一次健康检查，并建立健康档案；避免体表有伤口、患有传染病或其他可能污染药品疾病的人员从事直接接触药品的生产；任何进入生产区的人员均应当按照规定更衣，进入洁净生产区的人员不得化妆和佩戴饰物；操作人员应当避免裸手直接接触药品、与药品直接接触的包装材料和设备表面。

（二）厂房与设施

1. **厂区和厂房** 厂房的选址、设计、布局、建造、改造和维护必须符合药品生产要求，应当能够最大限度地避免污染、交叉污染、混淆和差错，便于清洁、操作和维护。厂房具有相应的设施能够有效防止昆虫或其他动物进入。企业应当有整洁的生产环境；厂房总体布局应当合理，不得互相妨碍；厂区和厂房内的人、物流走向应当合理。

2. **洁净区** 洁净区与非洁净区之间、不同级别洁净区之间的压差应当不低于10帕斯卡。洁净区的内表面（墙壁、地面、天棚）应当平整光滑、无裂缝、接口严密、无颗粒物脱落，避免积尘，便于有效清洁，必要时应当进行消毒。

产尘操作间（应当保持相对负压或采取专门的措施，防止粉尘扩散、避免交叉污染并便于清洁。口服液体和固体制剂、腔道用药（含直肠用药）、表皮外用药品等非无菌制剂生产的暴露工序区域及其直接接触药品的包装材料最终处理的暴露工序区域，应当参照"无菌药品"附录中D级洁净区的要求设置。

3. **特殊要求** 生产特殊性质的药品，如β- 内酰胺结构类药品、性激素类避孕药品、细胞毒性类、高活性化学药品、高致敏性药品（如青霉素类）或生物制品（如卡介苗或其他用活性微生物制备而成的药品），必须采用专用和独立的厂房、生产设施和设备，其排风应当经过净化处理。

比如青霉素类药品产尘量大的操作区域应当保持相对负压，排至室外的废气应当经过净化处理并符合要求，排风口应当远离其他空气净化系统的进风口。

（三）设备

1. **设备的基本要求** 设备的设计、选型、安装、改造和维护必须符合预定用途，应当尽

可能降低产生污染、交叉污染、混淆和差错的风险,便于操作、清洁、维护,以及必要时进行的消毒或灭菌。

生产设备不得对药品质量产生任何不利影响。与药品直接接触的生产设备表面应当平整、光洁、易清洗或消毒、耐腐蚀,不得与药品发生化学反应、吸附药品或向药品中释放物质。

应当按照操作规程和校准计划定期对生产和检验用衡器、量具、仪表、记录和控制设备以及仪器进行校准和检查,并保存相关记录。

2．制药用水 制药用水至少应当采用饮用水。纯化水、注射用水的制备、贮存和分配应当能够防止微生物的滋生。纯化水可采用循环,注射用水可采用70℃以上保温循环。应当对制药用水及原水的水质进行定期监测,并有相应的记录。

(四)物料和产品

1．物料 药品生产所用的原辅料、与药品直接接触的包装材料应当符合相应的质量标准。药品上直接印字所用油墨应当符合食用标准要求。进口原辅料应当符合国家相关的进口管理规定。

包装材料应当由专人按照操作规程发放,并采取措施避免混淆和差错,确保用于药品生产的包装材料正确无误。应当建立印刷包装材料设计、审核、批准的操作规程,确保印刷包装材料印制的内容与药品监督管理部门核准的一致,并建立专门的文档,保存经签名批准的印刷包装材料原版实样。

2．产品 中间产品和待包装产品应当在适当的条件下贮存,并有明确的标识;成品放行前应当待验贮存,其贮存条件应当符合药品注册批准的要求。

3．不合格品 不合格的物料、中间产品、待包装产品和成品的每个包装容器上均应当有清晰醒目的标志,并在隔离区内妥善保存,经质量管理负责人批准后处理,并有记录。

(五)确认与验证

当影响产品质量的主要因素,如原辅料、与药品直接接触的包装材料、生产设备、生产环境(或厂房)、生产工艺、检验方法等发生变更时,应当进行确认或验证。必要时,还应当经药品监督管理部门批准。

确认和验证不是一次性的行为。首次确认或验证后,应当根据产品质量回顾分析情况进行再确认或再验证。关键的生产工艺和操作规程应当定期进行再验证,确保其能够达到预期结果。

(六)文件管理

文件是质量保证系统的基本要素。企业必须有内容正确的书面质量标准、生产处方和工艺规程、操作规程以及记录等文件。

记录应当保持清洁,不得撕毁和任意涂改。记录填写的任何更改都应当签注姓名和日期,并使原有信息仍清晰可辨,必要时,应当说明更改的理由。记录如需重新誊写,则原有记录不得销毁,应当作为重新誊写记录的附件保存。

每批药品应当有批记录,包括批生产记录、批包装记录、批检验记录和药品放行审核记录等与本批产品有关的记录。批记录应当由质量管理部门负责管理,至少保存至药品有效期后一年。质量标准、工艺规程、操作规程、稳定性考察、确认、验证、变更等其他重要文件应当长期保存。

(七)生产管理

所有药品的生产和包装均应当按照批准的工艺规程和操作规程进行操作并有相关记

录,以确保药品达到规定的质量标准,并符合药品生产许可和注册批准的要求。

防污染和混淆措施:①每次生产结束后应当进行清场,下次生产开始前,应当对前次清场情况进行确认;②不得在同一生产操作间同时进行不同品种和规格药品的生产操作,除非没有发生混淆或交叉污染的可能;③有数条包装线同时进行包装时,应当采取隔离或其他有效防止污染、交叉污染或混淆的措施。

(八)质量控制与质量保证

主要包括以下内容:①质量控制实验室的人员、设施、设备应当与产品性质和生产规模相适应;②应当分别建立物料和产品批准放行的操作规程,明确批准放行的标准、职责,并有相应的记录;③应当按照方案进行成品持续稳定性考察,考察结果应当有报告,考察时间应当涵盖药品有效期;④应当建立变更控制系统,对所有影响产品质量的变更进行评估和管理;⑤应当建立偏差处理的操作规程,规定偏差的报告、记录、调查、处理以及所采取的纠正措施,并有相应的记录;⑥应当建立纠正措施和预防措施系统;⑦质量管理部门应当对所有生产用物料的供应商进行质量评估;⑧应当按照操作规程,每年对所有生产的药品按品种进行产品质量回顾分析;⑨应当建立药品不良反应报告和监测管理制度,设立专门机构并配备专职人员负责管理。

(九)产品发运与召回

每批产品均应当有发运记录。根据发运记录,应当能够追查每批产品的销售情况,必要时应当能够及时全部追回。发运记录应当至少保存至药品有效期后一年。

企业应当建立产品召回系统,必要时可迅速、有效地从市场召回任何一批存在安全隐患的产品。因质量原因退货和召回的产品,均应当按照规定监督销毁,有证据证明退货产品质量未受影响的除外。

(十)其他

GMP对委托生产和委托建议、自检等均有明确的规定,必须严格执行。

案例分析

案例

2007年,国家药品不良反应监测中心陆续收到广西、上海、北京等地的药品不良反应报告:部分患者使用上海华联制药厂生产的甲氨蝶呤注射剂后出现下肢疼痛、乏力、进而行走困难等症状。经调查发现:该药厂在生产过程中,现场操作人员将硫酸长春新碱尾液混于注射用甲氨蝶呤及盐酸阿糖胞苷药品中,导致了多个批次的药品被硫酸长春新碱污染,造成重大的药品生产质量责任事故,导致全国多地区总计130多位患者受到严重的神经系统和行走功能损害。

分析

现场操作人员在更换生产品种时未严格执行清场程序,是造成这次药害事件的直接原因,由此可见实施GMP的必要性和重要性。在药品生产过程中必须严格执行生产操作规程,更要充分认识到检验合格不代表药品没有问题。

二、药品生产质量管理规范认证制度

我国药品GMP管理实行强制认证制度,由药品监督管理部门依法对药品生产企业实施药品 GMP 情况进行检查、评价并决定是否发给认证证书。为了规范 GMP 认证管理秩序，国家食品药品监督管理总局颁布了《药品生产质量管理规范认证管理办法》。

案例分析

案例

某直辖市药监部门对本市 70 家药品生产企业进行 GMP 跟踪检查，并根据群众反映，对 10 家企业实施"飞行检查"。结果在飞行检查中发现 A 药厂在乳酸左氧氟沙星注射剂的生产中存在严重违规行为，随责令该药厂进行整改，暂停注射剂生产，收回该注射剂的《药品 GMP 证书》。

分析

为考察通过 GMP 认证的企业是否在日常生产中严格执行 GMP，可进行 GMP 监督管理，监督管理的形式主要有：跟踪检查、飞行检查、专项检查等。

（一）GMP 认证机构

1. 国家食品药品监督管理总局　主管全国药品 GMP 认证管理工作；负责注射剂、放射性药品、生物制品等药品 GMP 认证和跟踪检查工作；负责进口药品 GMP 境外检查和国家或地区间药品 GMP 检查的协调工作。国家食品药品监督管理总局药品认证管理中心承办药品 GMP 认证的具体工作。

2. 省级食品药品监督管理局　负责本辖区内除注射剂、放射性药品、生物制品以外其他药品 GMP 认证和跟踪检查工作，同时还负责本辖区药品生产企业药品 GMP 认证申报资料的初审及日常监督管理工作。

（二）药品 GMP 认证的程序

1. 认证申请　新开办药品生产企业或药品生产企业新增生产范围、新建、改建、扩建生产车间的，应当自取得药品批准生产证明文件，或者经批准正式生产之日 30 日内，向企业所在地省级药品监督管理部门提出认证申请，填写《药品 GMP 认证申请书》，并提交相关资料。

属于国家食品药品监督管理总局认证的企业（车间），需经省级药品监督管理部门对申请资料进行初审，合格的报国家食品药品监督管理总局。

2. 现场检查　局认证中心负责组织 GMP 认证现场检查，从 GMP 认证检查员库中随机抽取至少 3 名认证检查员组成认证检查组进行认证检查，并实行组长负责制。申请企业所在地省级药品监督管理部门应选派一名药品监督管理工作人员作为观察员参与现场检查，并负责协调和联络与药品 GMP 现场检查有关的工作。

检查组应严格按照现场检查方案实施检查，检查员应如实做好检查记录。检查组应在检查工作结束后将现场检查报告、检查员记录及相关资料报送药品认证检查机构。局认证中心须在接到检查组提交的现场检查报告及相关资料后，提出审核意见，送国家食品药品监督管理总局安全监管司。

3. 审批和发证　国家食品药品监督管理总局安全监管司审核后，符合药品 GMP 要求的，向申请企业发放《药品 GMP 证书》。药品监督管理部门应将审批结果予以公告，省级药品监督管理部门应将公告上传国家食品药品监督管理总局网站。

学以致用

工作场景
李先生欲在本市申请开办一家药品生产企业,聘请你为经理,请问你应当如何办理?

知识运用
开办药品生产企业除了必备的人员、厂房、设备以及规章制度外,还需要申请"两证一照",需要掌握审批的流程和提交的资料。

《药品GMP证书》有效期为5年,药品生产企业应在有效期届满前6个月,重新申请药品GMP认证。新开办药品生产企业的《药品GMP证书》有效期为1年。药品监督管理部门有权收回或撤销药品生产企业的《药品GMP证书》。药品生产企业的《药品GMP证书》遗失或损毁的,应在相关媒体上登载声明,并可向原发证机关申请补发。

边学边练

练习GMP认证的程序,请见实训2:药品生产企业GMP模拟认证。

(三)药品GMP认证的监督管理

药品生产的监督管理由各级食品药品监督管理部门负责,监督管理的形式主要有:跟踪检查、飞行检查、专项检查等。

药品监督管理部门应对持有《药品GMP证书》的药品生产企业进行跟踪检查,在《药品GMP证书》有效期内至少进行一次跟踪检查。国家食品药品监督管理总局药品认证检查机构负责组织或委托省级药品监督管理部门药品认证检查机构对注射剂、放射性药品、生物制品等进行跟踪检查。

点滴积累

1. 纯化水可采用循环,注射用水可采用70℃以上保温循环。
2. 负责GMP认证的机构包括国家级和省级食品药品监督管理部门。
3. 《药品GMP证书》的有效期为5年,新开办药品生产企业的《药品GMP证书》的有效期为1年。

第三节 法律责任

一、行政责任

(一)对未取得《药品生产许可证》生产药品的处罚

未取得《药品生产许可证》生产药品的,依法予以取缔,没收违法生产的药品和违法所得,并处违法生产的药品货值金额两倍以上五倍以下的罚款。

(二)对非法购进药品的处罚

药品的生产企业从无《药品生产许可证》、《药品经营许可证》的企业购进药品的,责令改正,没收违法购进的药品,并处违法购进药品货值金额两倍以上五倍以下的罚款;有违法所得的，没收违法所得；情节严重的，吊销《药品生产许可证》。

（三）对未按照规定实施《药品生产质量管理规范》的处罚

药品的生产企业未按照规定实施《药品生产质量管理规范》的，给予警告，责令限期改正；逾期不改正的，责令停产、停业整顿，并处五千元以上两万元以下的罚款；情节严重的，吊销《药品生产许可证》。

（四）对违法取得或使用许可证或药品批准证明文件的处罚

伪造、变造、买卖、出租、出借许可证或者药品批准证明文件的，没收违法所得，并处违法所得一倍以上三倍以下的罚款；没有违法所得的，处两万元以上十万元以下的罚款；情节严重的，并吊销卖方、出租方、出借方的《药品生产许可证》或者撤销药品批准证明文件。

提供虚假的证明、文件资料样品或者采取其他欺骗手段取得《药品生产许可证》或者药品批准证明文件的，吊销《药品生产许可证》或者撤销药品批准证明文件，五年内不受理其申请，并处一万元以上三万元以下的罚款。

（五）对生产假药、劣药的处罚

未经批准擅自委托生产药品，对委托方和受托方均按照生产假药进行查处。生产假药、劣药应承担的行政责任详见第一章第二节。

二、民事责任

根据《侵权责任法》和《中华人民共和国产品质量法》的相关规定，因产品存在缺陷造成他人人身、财产损害的，受害人或被侵权人可以向产品的生产者请求赔偿，也可以向产品的销售者请求赔偿。

三、刑事责任

对未取得《药品生产许可证》生产药品以及生产假药或劣药，构成犯罪的，依法追究刑事责任，详见第一章第二节。

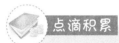

点滴积累

　　未经批准擅自委托生产药品，对委托方和受托方均按照生产假药进行查处。

目标检测

一、单项选择题

（一）A 型题

1.《药品生产许可证》是由（　　）批准并颁发的

A. 国家食品药品监督管理总局　　　　B. 市级食品药品监督管理局

C. 省级食品药品监督管理局　　　　　D. 国家卫生和计划生育委员会

E. 省卫生和计划生育委员会

2. 若国家药品标准没有规定的，中药饮片的炮制必须按照（　　）炮制

A. 地方药品标准炮制规范　　　　　　B. 国家中医药管理局规定的炮制规范

C. 企业内部药品炮制规范　　　　　　D. 行业药品标准规范

E. 省级药品监督管理部门规定的炮制规范

3. 洁净区与非洁净区之间、不同级别洁净区之间的压差应当不低于（　　）帕斯卡

A. 5   B. 10   C. 15

D. 20   E. 25

4. 注射用水的储存应采用（   ）。

A. 4℃以上保温   B. 4℃以下保温   C. 40℃以下保温

D. 70℃以上保温循环   E. 80℃以上保温循环

（二）B 型题

[5～8]

A. 1 年   B. 2 年   C. 3 年

D. 4 年   E. 5 年

5.《药品生产许可证》的有效期是（   ）

6.《药品 GMP 证书》的有效期是（   ）

7.《药品委托生产批件》的有效期是（   ）

8. 新开办药品生产企业的《药品 GMP 证书》的有效期是（   ）

二、多项选择题

1. 开办药品生产企业必须取得"两证一照"，是指（   ）

A.《药品生产许可证》   B.《工商营业执照》

C.《卫生许可证》   D.《药品 GMP 证书》

E.《药品经营许可证》

2. 需要申请进行 GMP 认证的情形有（   ）

A. 新增生产品种   B. 接受委托生产时

C. 新开办的药品生产企业   D. 新建药品生产车间

E. 新增生产剂型

三、简答题

1. 开办药品生产企业的审批程序是什么？

2. 什么是 GMP，药品 GMP 的主要内容是什么？

3. 药品 GMP 认证程序是什么？

四、实例分析

"欣弗"事件

2006 年 7 月 24 日，部分患者使用上海华源股份有限公司安徽华源生物药业有限公司（以下简称"安徽华源"）生产的克林霉素磷酸酯葡萄糖注射液（即"欣弗"注射液）后，出现胸闷、心悸、肾区疼痛、过敏性休克、肝肾功能损害等临床症状。全国共报告"欣弗"病例 93 例，死亡 11 人。

经药监部门调查发现导致这起不良事件的主要原因是："安徽华源"2006 年 6 月至 7 月生产的"欣弗"注射液未按批准的工艺参数灭菌，降低灭菌温度、缩短灭菌时间、增加灭菌柜装载量，影响了灭菌效果。经检验，结果表明无菌检查和热原检查不符合规定。8 月 17 日，国家局责令"安徽华源"于 31 日前收回剩余的涉案"欣弗"。

分析：

1. 这批问题药品属于假药或劣药？判断依据是什么？

2. 为什么通过了 GMP 认证的药品生产企业，生产的药品仍然会出问题？

（高艳丽）

第四章 药品经营管理法律规定

 学习目标

1. 掌握开办药品经营企业的条件和审批程序、GSP 的概念和主要内容。
2. 熟悉 GSP 的认证制度、药品流通与互联网药品信息服务管理、药品经营活动中主要的违法行为及其应承担的法律责任。
3. 了解药品经营与药品经营企业的含义。
4. 学会运用 GSP 的知识解决药品经营中的实际问题。
5. 具有依法从事药品经营活动的意识。

 导学情景

情景描述：

小李准备创业，听说经营药店有很大的利润空间，于是他做了市场调查，发现某一居民区附近没有大型药店，小李决定要在该居民区开办一家药品品种比较齐全的大型药店。经了解，开办药店不仅门槛高，经营过程也有很多严格的规定。他感慨：经营药店完全不同于一般的商店，没有专业知识真是寸步难行啊！

学前导语：

药品是一种特殊的商品，直接关系人体健康和生命安全，因此要开办药品经营企业，首先必须具备开办药品经营企业的条件，并取得经营资格，经营过程要严格遵守 GSP 及相关法律法规。本章就将带领大家一起学习我国药品经营管理相关的法律规定。

第一节 药品经营与药品经营企业

一、药品经营及药品经营企业的概念

（一）药品经营

药品经营是指有关组织和人员依照药事管理的法律法规对药品进行采购、储存到销售、使用的过程，也可称为药品流通。药品经营方式分为药品批发、零售连锁、零售三种。

（二）药品经营企业

药品经营企业是指经营药品的专营企业或兼营企业，是从事药品经营活动的独立经济

实体,是药品生产企业与药品使用单位、消费者之间的桥梁,包括药品批发企业和药品零售企业。

二、开办药品经营企业的条件

根据《药品管理法》和《药品管理法实施条例》的规定,开办药品经营企业必须具备下列条件:

1. 具有依法经过资格认定的药学技术人员;
2. 具有与所经营药品相适应的营业场所、设备、仓储设施、卫生环境;
3. 具有与所经营药品相适应的质量管理机构或者人员;
4. 具有保证所经营药品质量的规章制度。

三、药品经营企业资格的取得

根据《药品管理法》及其实施条例的规定,药品经营企业按以下程序办理《药品经营许可证》。无《药品经营许可证》的,不得经营药品。药品经营企业申请《药品经营许可证》程序见图示(图4-1)。

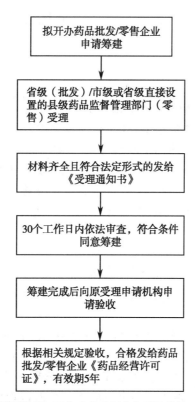

图4-1 药品批发/零售企业申请《药品经营许可证》程序

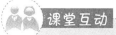 课堂互动

如果你是导学情景中的小李,请尝试说出开办药店需要准备什么材料?

点滴积累

1. 开办药品经营企业要具备《药品经营许可证》、《工商营业执照》和《GSP 认证证书》。
2. 药品批发企业的《药品经营许可证》的审批机构为省级食品药品监督管理部门,药品零售企业的《药品经营许可证》的审批机构为市级食品药品监督管理部门或省级食品药品监督管理部门直接设置的县级食品药品监督管理部门;有效期为 5 年,有效期届满前 6 个月,向原发证机关申请换证。

第二节 药品经营质量管理规范

药品经营质量管理规范(Good Supply Practice,GSP)是药品经营企业质量管理的基本准则,是药品安全使用的前提和保证。2013 版《药品经营质量管理规范》已于 2012 年 11 月 6 日经原卫生部部务会审议通过,自 2013 年 6 月 1 日起施行。

一、药品经营企业质量管理规范的主要内容

GSP(2012 年修订版)共 4 章,包括总则、药品批发的质量管理、药品零售的质量管理、附则,共计 187 条。

 知识链接

《GSP》2012 年修订内容亮点

新版 GSP 增加了计算机信息化管理、仓储温湿度自动检测、药品冷链管理等新的管理要求,同时引入质量风险管理、体系内审、验证等理念和管理方法,在多个环节做出了许多新的规定。新版 GSP 规定药品经营企业应制定执行药品电子监管的制度;药品零售企业的法定代表人或企业负责人应当具备执业药师资格;企业应当按国家有关规定配备执业药师,负责处方审核,指导合理用药。

(一)质量管理体系、组织机构与质量管理职责

1. 质量管理体系 企业应当依据有关法律法规及本规范的要求建立与其经营范围和规模相适应的质量管理体系,包括组织机构、人员、设施设备、质量管理体系文件及相应的计算机系统等。

2. 组织机构与质量管理职责 企业应当设立与其经营活动和质量管理相适应的组织机构或者岗位,明确规定其职责、权限及相互关系。企业负责人是药品质量的主要责任人,全面负责企业日常管理。企业质量负责人全面负责药品质量管理工作,独立履行职责,在企业内部对药品质量管理具有裁决权。企业应当设立质量管理部门,有效开展质量管理工作,其职责不得由其他部门及人员履行。

(二)人员和培训

本规范明确规定各岗位任职资格、条件并要求进行相应培训。

1. 人员 批发企业负责人应当具有大学专科以上学历或者中级以上专业技术职称;企业质量负责人应当具有大学本科以上学历、执业药师资格和 3 年以上药品经营质量管理工

作经历；质量管理部门负责人应当具有执业药师资格和 3 年以上药品经营质量管理工作经历；其他从事质量管理、采购、验收及养护的工作人员等均必须具有 GSP 规定的学历和药学专业技术职称。零售企业法人或者企业负责人应当具备执业药师资格，按规定配备执业药师，负责处方审核，指导合理用药；质量管理、验收、采购人员应当具有药学或相关专业学历或者具有药学专业技术职称；营业员应具有高中以上文化程度，中药饮片调剂人员应当具有中药学中专以上学历或者具备中药调剂员资格。

直接接触药品岗位的人员应当进行岗前及年度健康检查，并建立健康档案。患有传染病或者其他可能污染药品的疾病的，不得从事直接接触药品的工作。

2．培训 企业应当对各岗位人员进行与其职责和工作内容相关的岗前培训和继续培训，做好培训记录并建立培训档案。

（三）文件

企业制定质量管理体系文件应当符合企业实际。文件包括质量管理制度、部门及岗位职责、操作规程、档案、报告、记录和凭证等。管理过程中所有的记录和凭证至少保存 5 年。

（四）设施与设备

企业应当具有与其药品经营范围、经营规模相适应的经营场所和库房。

1．对药品批发企业的规定

（1）库房：库房的规模及条件应当满足药品的合理、安全储存，并配备规定的设施设备，保证药品的质量。

（2）运输：运输药品应当使用封闭式货物运输工具。运输冷藏、冷冻药品的冷藏车及车载冷藏箱、保温箱应当符合药品运输过程中对温度控制的要求。

2．对药品零售企业的规定

（1）营业场所：应当与其药品经营范围、经营规模相适应，并与药品储存、办公、生活辅助及其他区域分开，做到宽敞、明亮、整洁、卫生，并配备相应的营业设备。

（2）库房：企业设置库房的，应符合规定。

（五）校准和验证

企业应当按规定对计量器具、温湿度监测设备等定期进行校准或者检定，对温湿度监测系统以及冷藏运输等设施设备进行验证，验证前要有方案，验证后形成验证报告并存档。

（六）计算机系统

企业应当建立能够符合经营全过程管理及质量控制要求的计算机系统，实现药品质量可追溯，并满足药品电子监管的实施条件。计算机系统应当符合规定要求。

（七）药品经营过程中的质量控制

1．对药品批发企业的规定

（1）采购：企业采购药品时，要确定供货单位的合法资格和所购入药品的合法性，核实供货单位销售人员的合法资格并与之签订质量保证协议。首营企业、首营品种，由采购部门申请，经过质量管理部门和企业质量负责人的审核批准。采购药品要向供货单位索取发票并建立采购记录。

（2）收货与验收：到货药品要逐批进行收货、验收，防止不合格药品入库。

1）收货：到货时，收货人员应当核实运输方式是否符合要求，并对照随货同行单（票）和采购记录核对药品，做到票、账、货相符。冷藏、冷冻药品到货时，应当对其运输方式及运输过程的温度记录、运输时间等质量控制状况进行重点检查并记录。不符合温度要求的应当拒收。符合收货要求的,按品种特性要求放于相应待验区域,或者设置状态标志,通知验收。

2)验收:验收药品要按照药品批号查验同批号的检验报告书。根据验收规定,对每次到货药品进行逐批抽样验收,抽取的样品应当具有代表性。验收人员应当对抽样药品的外观、包装、标签、说明书以及相关的证明文件等逐一进行检查、核对并做好验收记录。实施电子监管的药品,按规定进行电子监管码扫码,并及时将数据上传至中国药品电子监管网系统平台。验收合格的药品应当及时入库登记;验收不合格的,不得入库,并由质量管理部门处理。

(3)储存与养护

1)储存:应根据药品的质量特性对药品进行合理储存,并符合以下要求:①按包装标示的温度要求储存药品,包装上没有标示具体温度的,按《中国药典》规定的贮藏要求进行储存;②储存药品相对湿度为35%～75%;③在人工作业区,按质量状态实行色标管理:合格药品为绿色,不合格药品为红色,待确定药品为黄色;④储存药品应当按照要求采取避光、遮光、通风、防潮、防虫、防鼠等措施;⑤搬运和堆码药品应当严格按照外包装标示要求规范操作;⑥按批号堆码,不同批号的药品不得混垛,垛间距不小于5厘米,与库房内墙、顶、温度调控设备及管道等设施间距不小于30厘米,与地面间距不小于10厘米;⑦药品与非药品、外用药与其他药品分开存放,中药材和中药饮片分库存放;⑧特殊管理的药品应当按照国家有关规定储存;⑨拆除外包装的零货药品应当集中存放。

 知识链接

《中国药典》规定的贮藏要求

《中国药典》规定的贮藏要求:阴凉处,温度不超过20℃;凉暗处,避光且温度不超过20℃;冷,2～10℃;常温,10～30℃。

2)养护:养护人员应当根据库房条件、外部环境、药品质量特性等对药品进行养护,并建立养护记录,应利用计算机系统管理有效期。应定期盘点,做到账、货相符。

(4)销售:企业应当将药品销售给合法的购货单位,并如实开具发票,做到票、账、货、款一致。销售特殊管理的药品以及国家有专门管理要求的药品,应当严格按照国家有关规定执行。销售药品要有销售记录并保存至超过有效期1年,但不少于5年。

(5)出库:药品出库应遵循"先产先出"、"进期先出"的原则。出库时应当对照销售记录进行复核。发现药品有异常情况的(如包装损坏、超过有效期等)不得出库,并报告质量管理部门处理。药品出库时,应附上加盖企业药品出库专用章原印章的随货同行单(票),并建立出库记录。对实施电子监管的药品,出库时应进行扫码和数据上传。

(6)运输与配送:企业应当按照质量管理制度的要求,严格执行运输操作规程,并采取有效措施保证运输过程中的药品质量与安全。在冷藏、冷冻药品运输途中,须实时监测并记录冷藏车、冷藏箱或者保温箱内的温度数据。特殊管理的药品的运输应当符合国家有关规定。

(7)售后管理:企业应当按要求制定投诉管理操作规程,加强对退货的管理,以保证退货环节药品的质量和安全。当发现已售出药品有严重质量问题时应立即通知购货单位停售、追回并做好记录,同时向药品监督管理部门报告。企业应协助药品生产企业履行召回义务,按照召回计划的要求及时传达、反馈药品召回信息,控制和收回存在安全隐患的药品,并建立药品召回记录。企业应按规定进行药品不良反应监测和报告工作。

2．对药品零售企业的规定

（1）采购与验收、储存（参照药品批发企业的内容）

（2）陈列：企业应当对营业场所温度进行监测和调控，以使营业场所的温度符合常温要求，要定期进行卫生检查，保持环境整洁。药品的陈列应符合以下要求：①按剂型、用途以及储存要求分类陈列，并设置醒目标志；②摆放整齐有序，避免阳光直射；③处方药、非处方药分区陈列，并有处方药、非处方药专用标识；④处方药不得采用开架自选的方式陈列和销售；⑤外用药与其他药品分开摆放；⑥拆零销售的药品集中存放于拆零专柜或者专区；⑦第二类精神药品、毒性中药品种和罂粟壳不得陈列；⑧冷藏药品放置在冷藏设备中，并对温度进行监测和记录；⑨中药饮片柜斗谱的书写应当正名正字；装斗前应当复核，防止错斗、串斗；应定期清斗，防止饮片生虫、发霉、变质；不同批号的饮片装斗前应当清斗并记录；⑩经营非药品应当设置专区，与药品区域明显隔离，并有醒目标志。应定期对陈列、存放的药品进行质量检查，对有效期进行跟踪管理，防止近效期药品售出后可能发生的过期使用。

边学边练

假如你是某医药公司的药品验收员，现有一批药品到货，请你对这批药品进行验收入库并做好验收记录。请见实训3：药品验收入库与陈列。

（3）销售管理

1）营业场所与人员：应在营业场所的显著位置悬挂《药品经营许可证》、营业执照、执业药师注册证等。工作人员应挂牌上岗。

2）销售药品：应按要求销售药品，开具销售凭证并做好销售记录。应按规定对药品进行拆零销售。销售特殊管理的药品和国家有专门管理要求的药品，应当严格执行国家有关规定。对实施电子监管的药品，在售出时，应当进行扫码和数据上传。除药品质量原因外，药品一经售出，不得退换。

课堂互动

在药店工作的小丽接待了一位大姐，自述感冒，发烧，咳嗽有痰，要求购买白加黑、阿莫西林和复方甘草合剂等药品，请问小丽能否将上述药品卖给这位大姐？为什么？

二、药品经营质量管理规范认证制度

GSP认证是药品监督管理部门依法对药品经营企业药品经营质量管理进行监督检查的一种手段，是对药品经营企业实施《药品经营质量管理规范》的情况进行检查、评价并决定是否发给认证证书的监督管理过程。

2003年4月24日，原国家食品药品监督管理局（SFDA）发布了《药品经营质量管理规范认证管理办法》（以下简称《办法》），自发布之日起施行。

（一）组织机构

国家食品药品监督管理总局药品认证管理中心负责实施国家食品药品监督管理总局组织的有关GSP认证的监督检查；负责对省、自治区、直辖市GSP认证机构进行技术指导。

省、自治区、直辖市药品监督管理部门负责组织实施本地区药品经营企业的GSP认证。

（二）GSP认证申请与审批的程序

申请认证的药品经营企业应填报《药品经营质量管理规范认证申请书》并报送以下材料：①《GSP认证申请书》；②《药品经营许可证》和营业执照复印件；③企业实施GSP情况的自查报告；④企业非违规经销假劣药品问题的说明及有效的证明文件；⑤企业负责人员和质量管理人员情况表，企业药品验收、养护人员情况表；⑥企业经营场所、仓储、验收养护等设施、设备情况表；⑦企业所属非法人分支机构情况表；⑧企业药品经营质量管理制度目录；⑨企业质量管理组织、机构的设置与职能框图；⑩企业经营场所和仓库的平面布局图。

《GSP认证证书》有效期5年。有效期满前3个月内，由企业提出重新认证的申请。药品经营企业应按以下程序申请GSP认证（图4-2）。

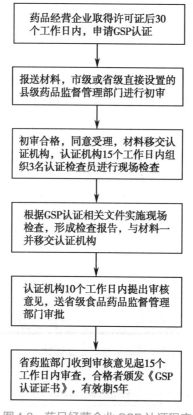

图4-2 药品经营企业GSP认证程序

（三）认证后的监督检查

各级药品监督管理部门应对认证合格的药品经营企业进行监督检查，以确认认证合格企业是否仍然符合认证标准。监督检查包括跟踪检查、日常抽查和专项检查三种形式。省、自治区、直辖市药品监督管理部门应在企业认证合格后24个月内，组织对其认证的药品经营企业进行一次跟踪检查，检查企业质量管理的运行状况和认证检查中出现问题的整改情况。

点滴积累

1. 《GSP认证证书》的审批机构为省级食品药品监督管理部门,有效期均为5年,有效期满前3个月内,申请重新认证。
2. 药品经营活动中的记录及相关凭证应当至少保存5年。
3. 在人工作业的库房储存药品,按质量状态实行色标管理。

第三节 药品流通与互联网药品信息服务管理

一、药品流通监督管理

为加强药品监督管理,规范药品流通秩序,保证药品质量,原国家食品药品监督管理局制定了《药品流通监督管理办法》(暂行),自2007年5月1日起施行。

知识链接

药品流通行业五项标准

2012年,商务部发布了《药品批发企业物流服务能力评估指标》、《零售药店经营服务规范》、《药品流通企业诚信经营准则》、《药品流通行业职业经理人标准》、《药品流通企业通用岗位设置规范》等五个药品流通行业标准。

(一)药品生产、经营企业购销药品的监督管理

药品生产、经营企业对其药品购销行为负责,对其销售人员或设立的办事机构以本企业名义从事的药品购销行为承担法律责任;应当对其购销人员进行药品相关的法律、法规和专业知识培训,建立培训档案;应当加强对药品销售人员的管理,并对其销售行为作出具体规定。

药品生产企业、药品批发企业销售药品时,应提供相关材料,如供货销售凭证、企业《药品生产许可证》或《药品经营许可证》、营业执照的复印件、所销售药品的批准证明文件复印件、进口药品的《进口药品注册证》和《进口药品检验报告书》复印件、派出销售人员的授权书复印件等,所有复印件都应加盖企业原印章。药品生产、经营企业按规定留存的资料和销售凭证,应当保存至超过药品有效期1年,但不得少于3年。

药品生产、经营企业违反下列规定的,应当立即查封、扣押所涉药品,并依法进行处理:

(1)药品经营企业不得在经药品监督管理部门核准的地址以外的场所储存或者现货销售药品;知道或者应当知道他人从事无证生产、经营药品行为的,不得为其提供药品;不得为他人以本企业的名义经营药品提供场所,或者资质证明文件,或者票据等便利条件;不得以展示会、博览会等方式现货销售药品;不得以搭售、买药品赠药品、买商品赠药品等方式向公众赠送处方药或者甲类非处方药;不得采用邮售、互联网交易等方式直接向公众销售处方药;不得购进和销售医疗机构配制的制剂;未经药品监督管理部门审核同意,不得改变经营方式。

(2)药品生产企业只能销售本企业生产的药品,不得销售本企业受委托生产的或者他

人生产的药品。

（3）药品零售企业应当按规定凭处方销售处方药；经营处方药和甲类非处方药的药品零售企业，执业药师或者其他依法经资格认定的药学技术人员不在岗时，应当挂牌告知，并停止销售处方药和甲类非处方药。

（4）禁止非法收购药品。

 案例分析

案例

2003 年 8 月 15 日，武汉市药品监督管理局执法人员现场聆听了都江堰市某生物工程有限公司其产品"泰元胶囊"的宣传讲座，发现该公司夸大其产品"泰元胶囊"（保健食品）能够治疗各种风湿病、颈椎病、腰腿疼等疾病，并现场卖"药"。

分析

本案中都江堰市某生物工程有限公司的行为有以下违法之处：

1. 销售假药的行为。该公司以保健食品冒充药品，属于假药。

2. 虚假广告的行为。《中华人民共和国药品管理法》第六十一条第三款规定：非药品广告不得有涉及药品的宣传。

3. 不属于非法现货销售药品行为。该公司现场销售"泰元胶囊"给消费者的，属于销售保健品，不属于药品。

（二）医疗机构购进、储存药品的监督管理

医疗机构和计划生育技术服务机构不得未经诊疗直接向患者提供药品，不得采用邮售、互联网交易等方式直接向公众销售处方药。

二、互联网药品信息及交易服务管理规定

为加强药品监督管理，规范互联网药品信息服务和交易活动，国家食品药品监督管理总局制定颁布了《互联网药品信息服务管理办法》、《互联网药品交易服务审批暂行规定》。

（一）互联网药品信息服务管理

1. 分类　互联网药品信息服务类型按其信息服务是否有偿分为经营性和非经营性两类。

2. 互联网药品信息服务资格获取的规定　提供互联网药品信息服务活动的网站必须获得《互联网药品信息服务资格证书》，并在其网站主页显著位置标注《互联网药品信息服务资格证书》的证书编号，此证书有效期 5 年。

3. 互联网药品信息服务活动的规定　提供互联网药品信息服务活动的网站所登载的药品信息必须科学、准确且符合国家的法律、法规和国家有关药品、医疗器械管理的相关规定。不得发布麻醉药品、精神药品、医疗用毒性药品、放射性药品、戒毒药品和医疗机构制剂的产品信息。

（二）互联网药品交易服务管理

1. 互联网药品交易服务类型

（1）第三方交易服务平台模式是为药品生产企业、药品经营企业和医疗机构之间的互联网药品交易提供的服务。

（2）B2B 模式是药品生产企业、药品经营企业通过自身网站与其他企业进行的互联网交易服务。

（3）B2C 模式是向个人消费者提供的互联网药品交易服务。

2. 互联网药品交易服务　从事互联网药品交易服务的企业必须经过审查验收，符合食品药品监督管理局统一制定的验收标准，并取得互联网药品交易服务机构资格证书，证书有效期 5 年。提供互联网药品交易服务的企业必须在其网站首页显著位置标明互联网药品交易服务机构资格证书号码。

在依法获得互联网药品交易服务机构资格证书后，申请人应当按《互联网信息服务管理办法》的规定，依法取得相应的电信业务经营许可证。

 点滴积累

1. 提供互联网药品信息服务活动的网站必须获得《互联网药品信息服务资格证书》，证书有效期 5 年。

2. 从事互联网药品交易服务的企业必须经过审查验收，符合食品药品监督管理局统一制定的验收标准，并取得互联网药品交易服务机构资格证书，证书有效期 5 年。

第四节　法律责任

一、行政责任

根据《药品管理法》和《药品管理法实施条例》和相关法律法规的规定，药品经营企业违法从事其经营活动应承担相应的行政责任（表 4-1）。

二、民事责任

《民法通则》第一百一十九条规定："侵害公民身体造成伤害的，应当赔偿医疗费、因误工减少的收入、残废者生活补助费等费用；造成死亡的，并应当支付丧葬费、死者生前抚养的人必要的生活费用等。"

《最高人民法院关于审理人身损害赔偿案件适用法律若干问题的解释》第十七条第一款规定："受害人遭受人身损害，因就医治疗支出的各项费用以及因误工减少的收入，包括医疗费、误工费、护理费、交通费、住宿费、住院伙食补助费、必要的营养费，赔偿义务人应当给予赔偿。"

根据《药品管理法》第九十二条，药品的生产企业、经营企业、医疗机构违反本法规定，给药品使用者造成损害的，依法承担赔偿责任。

三、刑事责任

刑事责任主要指非法经营罪，《刑法》第二百二十五条规定，有非法经营行为的，扰乱市场秩序，情节严重的，处 5 年以下有期徒刑或者拘役，并处或者单处违法所得 1～5 倍罚金；情节特别严重的，处 5 年以上有期徒刑，并处违法所得 1～5 倍罚金或没收财产。在药品经营活动中，主要违法行为见表 4-1，构成犯罪的，都要依法追究刑事责任。

表4-1 药品经营企业在经营活动中主要的违法行为及处罚表

违法行为	行政处罚
无《药品经营许可证》经营药品的	依法予以取缔 1. 没收违法所得； 2. 并处药品货值2～5倍罚款
无营业执照经营药品的	由工商部门依法取缔 1. 处2万元以下罚款； 2. 规模较大，社会危害严重者处2万～20万罚款； 3. 危害人体健康，存在重大安全隐患、威胁公共安全、破坏环境资源的，没收专门用于无照经营的所有财物，并处5万～50万元罚款
药品购销中违反《药品管理法》第十八、十九条规定的	1. 责令改正，给予警告； 2. 情节严重的，吊销《药品经营许可证》
药品购销中暗中行贿、受贿的	由工商行政管理部门没收违法所得并处1万～20万元罚款，情节严重的，吊销其营业执照并通知药品监督管理部门，由药品监督管理部门吊销其《药品生产许可证》、《药品经营许可证》。
药品零售企业销售药品时，不开具销售凭证的	1. 责令改正，给予警告； 2. 逾期不改，处五百元以下罚款
无互联网药品交易服务机构资格证书擅自从事互联网药品交易服务的	1. 责令限期改正，给予警告； 2. 情节严重的，移交信息产业主管部门等有关部门依照有关法律、法规规定予以处罚
药品经营企业未按规定实施GSP的	1. 给予警告，责令限期改正； 2. 逾期不改正的，责令停业整顿，并处0.5万～2万元罚款； 3. 情节严重的，吊销其经营许可证
销售假药、劣药的	详见第一章第二节

 点滴积累

1. 无《药品经营许可证》经营药品的，应依法予以取缔，没收违法所得并处药品货值2～5倍罚款。
2. 药品购销中违反规定销售药品情节严重的，吊销《药品经营许可证》。

 目标检测

一、单项选择题

（一）A型题

1. 药品批发企业的《药品经营许可证》是由（　　　）批准并颁发的
   A. 国家食品药品监督管理总局　　　　B. 市级食品药品监督管理局
   C. 省级食品药品监督管理局　　　　　D. 省卫生厅
   E. 市卫生局

2. 企业应当根据药品的质量特性合理储存药品，储存库房的相对湿度为（　　　）
   A. 40%～70%　　　　　B. 50%～75%　　　　　C. 35%～65%
   D. 35%～75%　　　　　E. 45%～75%

3. 新版 GSP 的实施时间是（　　）

A. 2012 年 11 月 6 日　　　　　　　　B. 2013 年 1 月 22 日

C. 2013 年 6 月 1 日　　　　　　　　D. 2012 年 6 月 1 日

E. 2013 年 10 月 1 日

4. 提供互联网信息服务的网站，必须取得（　　）

A.《互联网药品信息服务资格证书》

B.《互联网药品交易服务机构资格证书》

C.《药品生产许可证》

D.《药品进口注册证》

E.《药品经营许可证》

（二）B 型题

[5～7]

A. 黄色　　　　　　　B. 红色　　　　　　　C. 绿色

D. 橙色　　　　　　　E. 黑色

根据《药品经营质量管理规范》的要求，药品应按质量状态实行色标管理：

5. 合格药品应存放区域为（　　）

6. 不合格药品应存放区域为（　　）

7. 待确定药品应存放区域为（　　）

二、多项选择题

开办药品经营企业必须取得"两证一照"，是指（　　）

A.《药品生产许可证》　　　　　　B.《工商营业执照》

C.《卫生许可证》　　　　　　　　D.《GSP 认证证书》

E.《药品经营许可证》

三、简答题

开办药品批发企业的审批程序是什么？

四、实例分析

案情简介：

2003 年 4 月，某工商部门在日常执法时发现，辖区内袁某（个人）涉嫌无营业执照经营药品，该工商部门对袁某的药品进行了扣押。由于工商部门对扣押的药品质量不能鉴定，便请药品监督管理部门协助。药监部门在鉴定药品质量度时候，发现袁某经营药品未取得《经营许可证》。进一步调查，袁某无证批发经营药品已长达 5 年之久。鉴于此种情况，药监部门向工商部门提出，此案应属于药监部门查处范围。

分析：袁某的行为违法了药品管理法中的哪些规定？应如何处理？

（王翠荣）

第五章　医疗机构药事管理法律规定

 学习目标

1. 掌握医疗机构调剂和处方管理、制剂管理和药品管理的主要内容。
2. 熟悉医疗机构药事管理的相关概念及管理组织。
3. 了解医疗机构药学部(科)的性质与任务。
4. 学会运用法规知识解决实际工作中遇到的问题。
5. 具有调配处方的能力。

 导学情景

情景描述:

小丽毕业分配到医院药房工作,这天一个患者来到窗前取药,小丽从电脑中核对了患者姓名后,很快就将药品调配好发给了患者,可没过一会,患者从门诊输液大厅返回药房说:"你给我取的是什么药啊?弄错啦!"小丽回忆自己并没有发错药啊,此时老师走过来让小丽调出处方再仔细看看,原来是两个同名同姓的人。小丽在处方调配时,没有严格做到"四查十对",导致张冠李戴发错了药品。

学前导语:

作为一名医院药师,我们直接面对患者,尤其是窗口工作,要求我们严格按照流程发药,才能确保患者用药安全。本章就将带领大家一起学习医疗机构药品管理的相关法律规定。

第一节　医疗机构药事管理组织

一、医疗机构药事管理的概念

医疗机构药事管理,是指医疗机构以患者为中心,以临床药学为基础,对临床用药全过程进行有效的组织实施与管理,促进临床科学、合理用药的药学技术服务和相关的药品管理工作。医疗机构药事管理包含了对药品和其他物资的管理、对人的管理以及药品的经济管理等。

知识链接

医疗机构的概念

医疗机构是指依据《医疗机构管理条例》和《医疗机构管理条例实施细则》的规定，经登记取得《医疗机构执业许可证》的机构。

为加强医疗机构药事管理，促进药物合理应用，保障公众身体健康，原卫生部、国家中医药管理局、总后勤部卫生部于2011年1月30日联合印发了《医疗机构药事管理规定》。

二、医疗机构药事管理组织

医疗机构药事管理和药学工作是医疗工作的重要组成部分。医疗机构应当根据规定设置药事管理组织和药学部门（图5-1）。

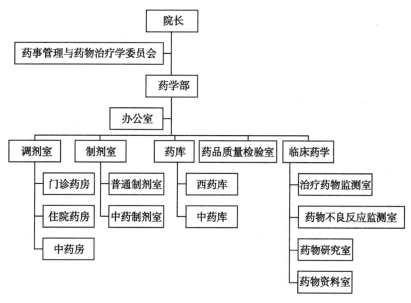

图 5-1　我国中型综合性医疗机构药事管理组织机构图

（一）医疗机构药事管理与药物治疗学委员会（组）

根据《医疗机构药事管理规定》的规定，二级以上医院应当设立药事管理与药物治疗学委员会；其他医疗机构应当成立药事管理与药物治疗学组。

医院药事管理与药物治疗学委员会委员，由具有高级技术职务任职资格的药学、临床医学、护理和医院感染管理、医疗行政管理等人员组成。

医疗机构药事管理与药物治疗学组，由药学、医务、护理、医院感染、临床科室等部门负责人和具有药师、医师以上专业技术职务任职资格人员组成。

（二）医疗机构的药学部门

医疗机构应当根据本机构功能、任务、规模设置相应的药学部门，配备和提供与药学部门工作任务相适应的专业技术人员、设备和设施。

1. 组成　三级医院设置药学部，并可根据实际情况设置二级科室；二级医院设置药剂科；其他医疗机构设置药房。医疗机构的药学部门根据规模一般设置有：药品供应室、调剂室、制剂室、药库、药品检验、药学研究、临床药学室、质量监控室等。

2. 人员配备 医疗机构药学部门的人员分成行政管理人员、药学专业技术人员和辅助人员。行政管理人员是指药学部门的正副主任、各专业科室的负责人，他们必须由专业技术人员担任；专业技术人员是指取得药学专业技术职务任职的人员，包括药剂士、药师、主管药师、副主任药师和主任药师等，他们是医疗机构药学工作的主体；辅助人员是指药学部门的非专业技术人员，如财会人员、制剂生产工人、库工等。

知识链接

医院药学专业技术职务资格的概念

根据原卫生部、人事部《预防医学、全科医学、药学、护理、其他卫生技术等专业技术资格专试暂行规定》，医院药学专业技术职务资格实行考试制，药学技术人员要通过考试取得相应药学专业技术职务资格，分为初级（药剂士、药师）、中级（主管药师）、高级（副主任药师、主任药师）。

3. 药学部门的工作职责 药学部门应当建立健全相应的工作制度、操作规程和工作记录，并组织实施。药学部门具体负责：①药品管理，②药学专业技术服务和药事管理工作，③开展以患者为中心，以合理用药为核心的临床药学工作，④组织药师参与临床药物治疗，⑤提供药学专业技术服务。

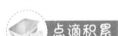

1. 二级以上医院应当设立药事管理与药物治疗学委员会；其他医疗机构应当成立药事管理与药物治疗学组。
2. 药事管理与药物治疗学委员会（组）应当建立健全相应工作制度，日常工作由药学部门负责。
3. 三级医院设置药学部，并可根据实际情况设置二级科室；二级医院设置药剂科；其他医疗机构设置药房。

第二节 医疗机构调剂管理

一、处方的概念及管理

为了规范处方管理，提高处方质量，促进合理用药，保障医疗安全，原卫生部制定了《处方管理办法》，自 2007 年 5 月 1 日起施行。

（一）处方的概念及标准

1. 处方的概念 处方是指由注册的执业医师和执业助理医师（以下简称医师）在诊疗活动中为患者开具的、由取得药学专业技术职务任职资格的药学专业技术人员（以下简称药师）审核、调配、核对，并作为患者用药凭证的医疗文书。处方包括医疗机构病区用药医嘱单。

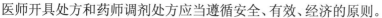

医师开具处方和药师调剂处方应当遵循安全、有效、经济的原则。

2. 处方标准

（1）处方内容：处方内容应包含前记、正文和后记。①前记包括医疗机构名称、费别、患者姓名、性别、年龄、门诊或住院病历号，科别或病区和床位号、临床诊断、开具日期等；②正文应该分列药品名称、剂型、规格、数量、用法用量；③后记应有医师签名或者加盖专用签章，药品金额以及审核、调配、核对、发药药师签名或者加盖专用签章。

（2）处方颜色：①普通处方的印刷用纸为白色；②急诊处方印刷用纸为淡黄色，右上角标注"急诊"；③儿科处方印刷用纸为淡绿色，右上角标注"儿科"；④麻醉药品和第一类精神药品处方印刷用纸为淡红色，右上角标注"麻、精一"；⑤第二类精神药品处方印刷用纸为白色，右上角标注"精二"。

（二）处方的管理

1. 处方权限的规定 经注册的执业医师、执业助理医师在执业地点取得相应的处方权；试用期人员开具处方，应当经所在医疗机构有处方权的执业医师审核、并签名或加盖专用签章后方有效；进修医师由接收进修的医疗机构对其胜任本专业工作的实际情况进行认定后授予相应的处方权。

执业医师经考核合格后取得麻醉药品和第一类精神药品的处方权，方可在本机构开具麻醉药品和第一类精神药品处方，但不得为自己开具该类药品处方。

2. 处方书写的规定 处方应填写清晰、完整，并与病历记载一致。每张处方限于一名患者的用药。药品名称应当使用规范的中文名称书写，没有中文名称的可以使用规范的英文名称书写；患者年龄应当填写实足年龄，新生儿、婴幼儿写日、月龄，必要时要注明体重。西药和中成药可以分别开具处方，也可以开具一张处方，中药饮片应当单独开具处方。每张处方不得超过5种药品。

中药饮片处方的书写，一般应当按照"君、臣、佐、使"的顺序排列；调剂、煎煮的特殊要求注明在药品右上方，并加括号，如布包、先煎、后下等；对饮片的产地、炮制有特殊要求的，应当在药品名称之前写明。

药品用法用量应当按照药品说明书规定的常规用法用量开具，特殊情况需要超剂量使用时，应当注明原因并再次签名。

3. 处方时效的规定 处方开具当日有效。特殊情况下需延长有效期的，由开具处方的医师注明有效期限，但有效期最长不得超过3天。

4. 处方限量的规定 处方一般不得超过7日用量；急诊处方一般不得超过3日用量；对于某些慢性病、老年病或特殊情况，处方用量可适当延长，但医师应当注明理由。麻醉药品、精神药品的限量规定见表5-1；医疗用毒性药品、放射性药品的处方用量应当严格按照国家有关规定执行（详见第七章第一节）。

此外，对于需要特别加强管制的麻醉药品，如盐酸二氢埃托啡处方为一次常用量，仅限于二级以上医院内使用；盐酸哌替啶处方为一次常用量，仅限于医疗机构内使用；哌甲酯用于治疗儿童多动症时，每张处方不得超过15日常用量。

5. 处方保存的规定 处方由调剂处方药品的医疗机构妥善保存。普通处方、急诊处方、儿科处方保存期限为1年，医用毒性药品、第二类精神药品处方保存期限为2年，麻醉药品和第一类精神药品处方保存期限为3年。电子处方与纸质处方同步保存。

表5-1 麻醉药品、精神药品处方限量规定

处方类别	患者	剂型	限量
麻醉药品、第一类精神药品	门(急)诊患者	注射剂	1次常用量
		控缓释制剂	7日常用量
		其他剂型	3日常用量
	门(急)诊癌症疼痛患者和中、重度慢性疼痛患者	注射剂	3日常用量
		控缓释制剂	15日常用量
		其他剂型	7日常用量
	住院患者	/	1日常用量,逐日开具
第二类精神药品	/	/	7日常用量

二、调剂业务管理

(一)调剂的概念

调剂是指配药,即配方、发药,又称为调配处方。

调剂是专业性、技术性、管理性、法律性、事务性、经济性综合一体的活动过程,也是药剂人员、医护人员、患者等协同活动的过程,通过这一过程,药品从医疗机构转移到了用药者手中,这是药品使用的重要环节。

(二)调剂的流程

药师应当按照操作规程调剂处方药品,调剂流程通常为:收处方→审查处方→调剂处方→复核处方→发药并指导用药。

收处方:药师应当凭医师处方调剂处方药品,非经医师处方不得调剂。

审查处方:药师应当对处方用药适宜性进行审核,审核内容包括:①规定必须做皮试的药品,处方医师是否注明过敏试验及结果的判定;②处方用药与临床诊断的相符性;③剂量、用法的正确性;④选用剂型与给药途径的合理性;⑤是否有重复给药现象;⑥是否有潜在临床意义的药物相互作用和配伍禁忌;药师经处方审核后,认为存在用药不适宜时,应当告知处方医师,请其确认或者重新开具处方。

调剂处方:药师调剂处方时必须做到"四查十对":查处方,对科别、姓名、年龄;查药品,对药名、剂型、规格、数量;查配伍禁忌,对药品性状、用法用量;查用药合理性,对临床诊断。

复核处方:处方调剂后由另一药师进行复核,药师应当认真逐项检查处方前记、正文和后记书写是否清晰、完整,并确认处方的合法性。

发药并指导用药:向患者交付药品时,按照药品说明书或者处方用法,进行用药交待与指导,包括每种药品的用法、用量、注意事项等。

> **边学边练**
>
> 学习按流程调配处方,见实训4:按流程调配处方。

(三)调剂业务管理的相关规定

1. 取得调剂资格的规定 取得药学专业技术职务任职资格的人员方可从事处方调剂工作。药师在执业的医疗机构取得处方调剂资格。药师签名或者专用签章式样应当在本机

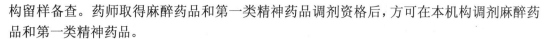

构留样备查。药师取得麻醉药品和第一类精神药品调剂资格后，方可在本机构调剂麻醉药品和第一类精神药品。

具有药师以上专业技术职务任职资格的人员负责处方审核、评估、核对、发药以及安全用药指导；药士从事处方调配工作。

2. 门（急）诊调剂业务管理　门（急）诊调剂业务，在门（急）诊药房完成，门诊调剂工作由于处方量有集中的高峰期，又有量少的时候，而岗位安排通常固定，所以组织、管理中要解决好处方量集中时人员相对紧张的矛盾。急诊调剂工作则常面临应急作业的问题，要做到急救药品随时需要随时供应。门诊药房还应提供药物咨询服务，提供合理用药建议，保证患者用药安全。

结合门（急）诊量和调配处方量，调剂方法有：

（1）独立配方法：从收处方到发药并指导用药由一名药师完成。

（2）流水作业配方法：调剂过程由多人协同完成，一人负责收处方、一至两人负责调配处方，一人负责核对处方和发药。

（3）结合法：调剂过程由两名调剂人员完成，一人负责收处方、审查处方和调剂处方，另一人负责复核处方和发药并指导用药。

3. 住院部调剂业务管理　住院部调剂业务，在住院药房或中心药房完成，主要承担住院患者及各科室所需药品的定期配发。与门（急）诊调剂业务相比，在确保无误的同时，还要注意防止药品的缺乏或积压浪费以及保障重症患者的抢救用药。目前我国医疗机构住院部调剂业务方式主要有三种：

（1）凭处方发药：病区护士凭医师开具的处方到住院药房或中心药房领取药品，调剂室依据处方逐件发药。此方法能使药师直接了解患者用药情况，便于及时纠正临床用药的情况，但增加了工作量。这种方法目前多用于麻醉药品、精神药品等特殊管理药品的临床用药。

（2）病区小药柜：病区护士凭药品请领单从住院药房或中心药房领取规定数量的常用药品，存放专设在病区的小药柜中。此方法便于患者及时用药，减轻了护士、药师的工作量。但药师不易了解患者用药情况，不能及时纠正用药中出现的错误，此外，如果管理不善，容易出现药品积压、过期等浪费。这种方法目前多用于急救箱、急救车药品的管理，同时护理部及药学部门应经常对病区小药柜进行监督检查。

（3）摆药制：根据病区治疗单或医嘱，有药剂人员或护士在调剂室或病区药房将药品摆入患者的用药杯（盒）内，经病区护士核对后发给患者使用。摆放药品主要为患者自行使用，多数是内服药。目前随着信息化发展，全自动单剂量摆药机有逐步取代人工摆药的趋势。

4. 静脉用药集中配制管理　根据《医疗机构药事管理规定》：医疗机构根据临床需要建立静脉用药调配中心（室），实行集中调配供应。静脉用药调配中心（室）应当符合《静脉用药集中调配质量管理规范》，由所在地设区的市级以上卫生行政部门组织技术审核、验收，合格后方可集中调配静脉用药。在静脉用药调配中心（室）以外调配静脉用药，参照静脉用药集中调配质量管理规范执行。并提出肠外营养液、危害药品静脉用药应当实行集中调配供应。

医疗机构采用集中调配和供应静脉用药的，应当设置静脉用药调配中心（室）（Pharmacy Intravenous Admixture Service，PIVAS），并应当严格按照《静脉用药集中调配操作规程》执行。

(1) 对人员的基本要求：①静脉用药调配中心(室)负责人，应当具有药学专业本科以上学历，本专业中级以上专业技术职务任职资格，有较丰富的实际工作经验，责任心强，有一定管理能力；②负责静脉用药医嘱或处方适宜性审核的人员，应当具有药学专业本科以上学历、5年以上临床用药或调剂工作经验、药师以上专业技术职务任职资格；③负责摆药、加药混合调配、成品输液核对的人员，应当具有药士以上专业技术职务任职资格；④从事静脉用药集中调配工作的药学专业技术人员，应当接受岗位专业知识培训并经考核合格，定期接受药学专业继续教育；⑤与静脉用药调配工作相关的人员，每年至少进行一次健康检查，建立健康档案。对患有传染病或者其他可能污染药品的疾病，或患有精神病等其他不宜从事药品调剂工作的，应当调离工作岗位。

(2) 对房屋、设施和布局基本要求：①静脉用药调配中心(室)洁净区应当设有温度、湿度、气压等监测设备和通风换气设施，保持静脉用药调配室温度18~26℃，相对湿度40%~65%，保持一定量新风的送入；②药品、物料贮存库及周围的环境和设施应当能确保各类药品质量与安全储存，应当分设冷藏、阴凉和常温区域，库房相对湿度40%~65%。二级药库应当干净、整齐，门与通道的宽度应当便于搬运药品和符合防火安全要求。有保证药品领入、验收、贮存、保养、拆外包装等作业相适宜的房屋空间和设备、设施等。

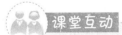

课堂互动

学会温湿度记录仪的读数、监测及记录、对不达标情况所应采取的措施。

(3) 对仪器和设备基本要求：静脉用药调配中心(室)应当配置百级生物安全柜，供抗生素类和危害药品静脉用药调配使用；设置营养药品调配间，配备百级水平层流洁净台，供肠外营养液和普通输液静脉用药调配使用。

静脉用药调配每道工序完成后，药学人员应当按操作规程的规定，填写各项记录，内容真实、数据完整、字迹清晰。各道工序与记录应当有完整的备份输液标签，并应当保证与原始输液标签信息相一致，备份文件应当保存1年备查。

点滴积累

1. 处方颜色 ①普通处方的印刷用纸为白色；②急诊处方印刷用纸为淡黄色，右上角标注"急诊"；③儿科处方印刷用纸为淡绿色，右上角标注"儿科"；④麻醉药品和第一类精神药品处方印刷用纸为淡红色，右上角标注"麻、精一"；⑤第二类精神药品处方印刷用纸为白色，右上角标注"精二"。

2. 药师调剂处方时必须做到"四查十对" 查处方，对科别、姓名、年龄；查药品，对药名、剂型、规格、数量；查配伍禁忌，对药品性状、用法用量；查用药合理性，对临床诊断。

第三节　医疗机构制剂管理

为加强医疗机构制剂的管理，规范医疗机构制剂的申报与审批，原国家食品药品监督管理局制定了《医疗机构制剂注册管理办法(试行)》，自2005年8月1日起施行。

一、医疗机构制剂的概念

医疗机构制剂,是指医疗机构根据本单位临床需要经批准而配制、自用的固定处方制剂。

 知识链接

医疗机构制剂的特点

1. 实行制剂许可证和制剂批准文号管理 医疗机构开办制剂室配制制剂,必须取得《医疗机构制剂许可证》和《医疗机构制剂注册批件》及制剂批准文号后,方可进行配制。
2. 品种补缺、质量合格 医疗机构配制的制剂只限于临床需要而市场上没有供应的品种;必须经质量检验合格,凭医生处方使用。
3. 自用为主 医疗机构配制的制剂只能在本医疗机构内使用,不得在市场上销售或变相销售;不得发布广告。

二、医疗机构制剂许可制度

医疗机构配制制剂,应当向所在地省、自治区、直辖市人民政府卫生行政部门提出申请,经审核同意后,由同级人民政府药品监督管理部门批准,发给《医疗机构制剂许可证》。有效期为5年,届满前6个月申请换发。无《医疗机构制剂许可证》的,不得配制制剂。

案例分析

案例

某中医院具有《医疗机构制剂许可证》,但在未获得批准文号的情况下,于2002年8月开始,利用其现有设备、包装材料、原辅料在配制合法制剂的同时,擅自配制使用胃复冲剂等九种制剂,2002年10月被药监部门在检查时发现。

分析

医疗机构配制制剂,必须按照国务院药品监督管理部门的规定报送有关材料和样品,经所在地省、自治区、直辖市人民政府药品监督管理部门批准,并发给制剂批准文号,方可配制。该院在未取得制剂批准文号的情况下擅自配制制剂,依照《药品管理法》规定"必须批准而未经批准生产的按假药论处",可以认定该院擅自配制无批准文号制剂的行为是一种生产(配制)假药的行为。

三、医疗机构制剂配制质量管理规范

为了加强对医疗机构制剂的质量管理,由原国家食品药品监督管理局于2001年3月制定发布了《医疗机构制剂配制质量管理规范》(Good Preparation Practice,GPP)。《医疗机构制剂配制质量管理规范》共十一章、六十八条,主要内容包括机构与人员、房屋与设施、设备、物料、卫生、文件、配制管理、质量管理与自检和使用管理等部分,是医疗机构机制配制和质量管理的基本准则,适用于制剂配制的全过程。

知识链接

医疗机构制剂批准文号格式和有效期

格式：×药制字 H（Z）+4 位年号+4 位流水号。×—省、自治区、直辖市简称。H—化学制剂，Z—中药制剂。

有效期：3 年，届满前 3 个月提出再次注册申请。

（一）机构与人员

医疗机构制剂配制应在药剂部门设制剂室、药检室和质量管理组织，并配备具有相应素质及相应数量的专业技术人员。

（二）房屋与设施

制剂室环境、布局、规模、空气洁净级别分区、清洁与防污染等方面的要求。

（三）设备

设备的选型、安装应符合制剂配制要求，易于清洗、消毒或灭菌，便于操作、维修和保养，并能防止差错和减少污染。

建立设备管理的各项规章制度，制定标准操作规程。设备应由专人管理，定期维修、保养，并做好记录。

（四）物料

制剂配制所用物料的购入、储存、发放与使用等应制定管理制度。各种物料要严格管理。制剂配制所用的物料应符合药用要求；制剂配制所用的中药材应按质量标准购入，合理储存与保管。

（五）卫生

制剂室应有防止污染的卫生措施和卫生管理制度，并由专人负责；对洁净室（区）工作人员的资格、着装、健康等方面的要求。

配制人员应有健康档案，并每年至少体检一次。传染病、皮肤病患者和体表有伤口者不得从事制剂配制工作。

点滴积累

1. 医疗机构制剂，是指医疗机构根据本单位临床需要经批准而配制、自用的固定处方制剂。应当是市场上没有供应的品种。
2. 医疗机构配制制剂，需取得《医疗机构制剂许可证》。无《医疗机构制剂许可证》的，不得配制制剂。
3. 医疗机构制剂一般不得调剂使用。

第四节 医疗机构药品管理

一、医疗机构药品采购管理

（一）医疗机构药品采购管理的概念及原则

1. **药品采购管理的概念** 药品采购管理是指医疗机构医疗、科研所需药品的供应渠道、采购程序、采购方式、采购计划及采购文件的管理。

2.药品采购的原则 采购药品应遵循依法、适时购进质量合格、价格合理的药品的原则。在药品采购管理中应做到:①要建立并执行进货验收制度;②要建立真实、完整的药品采购记录;③要规范药品采购行为,逐步实行药品集中招标采购;④要保证购进药品质量合格,价格合理。

(二)医疗机构药品采购管理的有关规定

1.医疗机构应当根据《国家基本药物目录》、《处方管理办法》、《国家处方集》、《药品采购供应质量管理规范》等制订本机构《药品处方集》和《基本用药供应目录》,编制药品采购计划,按规定购入药品。

2.医疗机构必须从具有药品生产、经营资格的企业购进药品;医疗机构临床使用的药品应当由药学部门统一采购,禁止医疗机构其他科室和医务人员自行采购。

3.医疗机构购进药品时应当索取、留存供货单位的合法票据,并建立药品购进记录。药品购进记录必须注明药品的通用名称、剂型、规格、批号、有效期、生产厂商、供货单位、购货数量、购进价格、购货日期以及国务院药品监督管理部门规定的其他内容。

4.医疗机构必须建立和执行进货验收制度,并建立真实、完整的药品检验记录。

学以致用

工作场景

小李是某区A镇某村卫生室的工作人员。一天上午正在上班时,药监局执法人员来检查,发现卫生室存放药品100余种,大部分进货渠道为某卫生院,但其中标示为E药业公司生产的头孢拉定胶囊等6种药品无入库验收记录、购进发票、供货方资质证明。执法人员要求小李通知负责人前来配合检查。

知识运用

医疗机构药品采购的管理规定。

(三)医疗机构药品集中招标采购

为进一步规范药品集中采购工作,明确药品集中采购当事人的行为规范,由原卫生部、国家发展和改革委员会、国家食品药品监督管理总局等七部委联合发布了《医疗机构药品集中采购工作规范》。

1.药品集中招标采购的概念 药品集中招标采购是指多个医疗机构通过药品集中招标采购组织,以招投标的形式购进所需药品的采购方式。

2.药品集中招标采购的相关规定

(1)县级及县级以上人民政府、国有企业(含国有控股企业)等举办的非营利性医疗机构必须参加医疗机构药品集中采购工作。鼓励其他医疗机构参加药品集中采购活动。

(2)实行以政府主导、以省(区、市)为单位的医疗机构网上药品集中采购工作。医疗机构和药品生产经营企业购销药品必须通过各省(区、市)政府建立的非营利性药品集中采购平台开展采购,实行统一组织、统一平台和统一监管。

(3)医疗机构应当在规定时间内,根据

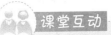
课堂互动

试一试:在平台中编制采购计划,识别中标药品。

本单位的药品使用目录，编制采购计划，签订采购合同，明确采购品种和数量。

（4）医疗机构原则上不得购买药品集中采购入围药品目录外的药品。有特殊需要的，须经省级药品集中采购工作管理机构审批同意。

二、医疗机构药品的库存管理

（一）药品储存与养护的法律规定

医疗机构使用药品必须有一定的库存量以备用，存储药品应当制定和执行相关药品保管和养护的制度，根据药品的质量特性采取必要的措施，以保证药品质量。

1．医疗机构应当有专用的场所和设施、设备储存药品；药品的存放应当符合药品说明书标明的条件。

2．医疗机构储存药品，应当按照药品属性和类别分库、分区、分垛存放，药品按批号堆码，不同批号的药品不得混垛，垛间距不小于 5 厘米，与库房内墙、顶、温度调控设备及管道等设施间距不小于 30 厘米，与地面间距不小于 10 厘米；并实行色标管理。药品与非药品分开存放；中药饮片、中成药、化学药品分别储存、分类存放；过期、变质、被污染等药品应当放置在不合格库（区）。

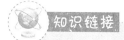

> **知识链接**
>
> **色标管理**
>
> 合格药品为绿色，不合格药品为红色，待确定药品为黄色。

3．医疗机构储存药品，应当制订和执行有关药品保管、养护的制度，并采取必要的冷藏、防冻、防潮、避光、通风、防火、防虫、防鼠等措施，保证药品质量。应当将药品与非药品分开存放；中药材、中药饮片、化学药品、中成药应分别储存、分类存放。

4．医疗机构应当配备药品养护人员，定期对储存药品进行检查和养护，监测和记录储存区域的温湿度，维护储存设施设备，并建立相应的养护档案。

5．医疗机构应当建立药品效期管理制度。药品发放应当遵循"近效期先出"的原则。

6．麻醉药品、精神药品、医疗用毒性药品、放射性药品应当严格按照相关行政法规的规定存放，并具有相应的安全保障措施。

（二）效期药品、危害药品和特殊药品的管理

1．效期药品的管理 药品的有效期是指药品在一定的储存条件下，能够保证其质量合格的期限。医疗机构应当建立药品效期管理制度。药品发放应当遵循"近效期先出"的原则。

效期药品的管理措施：①对于有效期药品的采购，应分次少量，以免积压造成浪费；②入库时要检查包装标签中有关有效期的内容并做好记录与标识，便于检查；③储存时应符合条件，避免因存储不当导致药品在有效期之内稳定性下降；④出库时做到近效期先出、近效期先用，周转迅速，以保证在有效期内使用药品。对超过有效期的药品必须按规定处理，不得再次使用。

2．危害药品的管理 危害药品是指能产生职业暴露危险或者危害的药品，即具有遗传毒性、致癌性、致畸性，或对生育有损害作用以及在低剂量下可产生严重的器官或其他方面毒性的药品，包括肿瘤化疗药品和细胞毒药品。

危害药品应专柜存放，应有专有标示，配制时注意职业防护，应当实行集中调配供应见本章前述内容。

3．特殊药品的管理 麻醉药品、精神药品、医疗用毒性药品、放射性药品应当严格按照

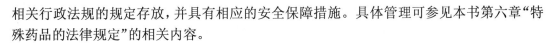

相关行政法规的规定存放,并具有相应的安全保障措施。具体管理可参见本书第六章"特殊药品的法律规定"的相关内容。

 点滴积累

1. 医疗机构临床使用的药品应当由药学部门统一采购,禁止医疗机构其他科室和医务人员自行采购。
2. 医疗机构购销药品必须通过各省(区、市)政府建立的非营利性药品集中采购平台开展采购,实行统一组织、统一平台和统一监管。
3. 药品的有效期是指药品在规定的储存条件下能保持其质量的期限。
4. 危害药品是指能产生职业暴露危险或者危害的药品,即具有遗传毒性、致癌性、致畸性,或对生育有损害作用以及在低剂量下可产生严重的器官或其他方面毒性的药品,包括肿瘤化疗药品和细胞毒药品。

第五节 法律责任

一、违反药品调剂和处方管理相关规定的法律责任

按照《医疗机构管理条例》、《麻醉药品和精神药品管理条例》、《执业医师法》等法规,对医疗机构及其医务人员违反药品调剂和处方管理有关规定的,由县级以上卫生行政部门予以相应处罚(表5-2)。

表5-2 违反药品调剂和处方管理相关规定的法律责任

违法主体	违法行为	法律责任
医疗机构	1. 使用未取得处方权的人员、被取消处方权的医师开具处方的; 2. 使用未取得麻醉药品和第一类精神药品处方资格的医师开具麻醉药品和第一类精神药品处方的; 3. 使用未取得药学专业技术职务任职资格的人员从事处方调剂工作的	责令限期改正,并可处以5000元以下的罚款;情节严重的,吊销其《医疗机构执业许可证》
	1. 未依照规定购买、储存麻醉药品和第一类精神药品的; 2. 未依照规定保存麻醉药品和精神药品专用处方,或者未依照规定进行处方专册登记的; 3. 未依照规定报告麻醉药品和精神药品的进货、库存、使用数量的; 4. 紧急借用麻醉药品和第一类精神药品后未备案的; 5. 未依照规定销毁麻醉药品和精神药品的	责令限期改正,给予警告;逾期不改正的,处5000元以上1万元以下的罚款;情节严重的,吊销其印鉴卡;对直接负责的主管人员和其他直接责任人员,依法给予降级、撤职、开除的处分
医师	1. 未取得处方权或者被取消处方权后开具药品处方的; 2. 未按照本办法规定开具药品处方的; 3. 违反本办法其他规定的	给予警告或者责令暂停六个月以上一年以下执业活动;情节严重的,吊销其执业证书
药师	药师未按照规定调剂处方药品	情节严重的,由县级以上卫生行政部门责令改正、通报批评,给予警告;并由所在医疗机构或者其上级单位给予纪律处分

根据《侵权责任法》，因药品、消毒药剂或者输入不合格的血液造成患者损害的，患者可以向生产者或者血液提供机构请求赔偿，也可以向医疗机构请求赔偿。患者向医疗机构请求赔偿的，医疗机构赔偿后，有权向负有责任的生产者或者血液提供机构追偿。

二、违反医疗机构制剂管理相关规定的法律责任

按照《药品管理法》、《医疗机构制剂配制质量管理规范》、《医疗机构制剂配制监督管理办法（试行）》、《医疗机构制剂配制注册管理办法（试行）》等法规，对医疗机构违反制剂管理有关规定的，由食品药品监督管理部门予以相应处罚（表5-3）。

表5-3　违反医疗机构制剂管理相关规定的法律责任

违法行为	违法责任
未取得《医疗机构制剂许可证》而生产药品、经营药品的	依法予以取缔，没收违法生产、销售的药品和违法所得，并处违法生产、销售的药品（包括已售出的和未售出的药品，下同）货值金额两倍以上五倍以下的罚款
提供虚假的证明、文件资料样品或者采取其他欺骗手段取得《医疗机构制剂许可证》或者药品批准证明文件的	吊销《医疗机构制剂许可证》或者撤销药品批准证明文件，五年内不受理其申请，并处一万元以上三万元以下的罚款
伪造、变造、买卖、出租、出借《医疗机构制剂许可证》或者药品批准证明文件	没收违法所得，并处违法所得一倍以上三倍以下的罚款；没有违法所得的，处两万元以上十万元以下的罚款；情节严重的，并吊销卖方、出租方、出借方的《医疗机构制剂许可证》或者撤销药品批准证明文件

课堂互动

议一议：某医院具有《医疗机构制剂许可证》，但在未获得批准文号的情况下，利用其现有的生产条件，擅自配制胃酶合剂等制剂，这符合规定吗？

三、违反医疗机构药品采购和库存管理相关规定的法律责任

按照《药品流通监督管理办法》、《医疗机构药品监督管理办法》等法规，对医疗机构及其医务人员违反采购和库存管理有关规定的，由食品药品监督管理部门予以相应处罚（表5-4）。

表5-4　违反医疗机构药品采购和库存管理相关规定的法律责任

违法行为	违法责任
从无《药品生产许可证》、《药品经营许可证》的企业购进药品的	责令改正，没收违法购进的药品，并处违法购进药品货值金额两倍以上五倍以下的罚款；有违法所得的，没收违法所得；情节严重的，吊销医疗机构执业许可证书
违反医疗机构购进、储存药品的监督管理的	责令限期改正，情节严重的，给予通报

点滴积累

1. 医疗机构未按照规定保管麻醉药品和精神药品处方,或者未依照规定进行专册登记的,未取得处方权的人员、被取消处方权的医师开具处方的,药师未按照规定调剂处方药品的要受到行政处罚。
2. 医疗机构未取得《医疗机构制剂许可证》而生产药品、经营药品的,依法予以取缔。
3. 医疗机构违反规定,从无《药品生产许可证》、《药品经营许可证》的企业购进药品的要受到处罚。

 目标检测

一、单项选择题

(一) A 型题

1. ( )以上医疗机构应成立药事管理与药物治疗学委员会(组)

A. 一级 B. 二级 C. 三级

D. 特级 E. 三甲

2. 医疗机构配制制剂的必备条件之一是必须依法取得( )

A. 制剂许可证 B. 医疗机构制剂许可证

C. 营业执照 D. 医疗机构配制许可证

E. 通过 GMP 认证

(二) B 型题

[3~5]

A. 原国家食品药品监督管理局 B. 原卫生部、国家中医药管理局、总后勤部

C. 省级以上药品监督管理部门 D. 医院药事管理与药物治疗学委员会

E. 省级卫生厅

3. 医疗机构之间自制制剂的调剂使用需经( )批准

4.《医疗机构制剂配制质量管理规范(试行)》是由( )发布的

5.《医疗机构药事管理规定》是由( )部门发布的

二、多项选择题

1. 医疗机构药剂科的任务是( )

A. 审定本院用药计划,制定本院基本用药目录

B. 按照本院基本用药目录采购药品,搞好供应

C. 准确调配处方,按临床需要制备制剂及加工炮制中药材

D. 做好用药咨询,结合临床搞好合理用药、药品疗效评价

E. 根据临床需要研究中西药制剂

2. 处方的色标管理( )

A. 急诊处方印刷用纸为淡黄色 B. 精神药品处方印刷用纸为淡绿色

C. 麻醉药品处方印刷用纸为淡红色 D. 儿科处方印刷用纸为淡绿色

E. 普通处方印刷用纸为白色

三、简答题

1. 调剂的"四查十对"的内容是什么？

2. 简述医疗机构药事管理与药物治疗学委员会的组成？

四、实例分析

案情介绍：

张×× 是某医疗机构门诊药房的药师，在为一患者调配处方时，发现处方上有配伍禁忌，便自行更改了处方，之后将药品发出。

分析：张×× 的行为是否管理规定？为什么？

（丁　丽）

第六章 药品管理的法律规定

第一节 药品研究与注册管理

为了确保新药的安全性,推动我国新药研发走向规范化、科学化和国际化,我国对药物研究(药物的非临床研究和临床研究)、药品注册进行法制化管理。

一、药物非临床研究质量管理规范

《药品管理法》规定,药物临床前安全性评价研究必须执行原国家食品药品监督管理局颁布的《药物非临床研究质量管理规范》。其目的在于通过对药品非临床研究的设备设施、研究条件、人员资格与职责、操作过程的严格要求,来保证药品安全性评价数据的真实性、可靠性和完整性,确保药品非临床安全性研究的质量。

《药物非临床研究质量管理规范》(Good Laboratory Practice for non-clinical study,GLP),是关于药品非临床研究中实验设计、操作、记录、报告、监督等一系列行为和实验室条件的规范。

药物非临床研究是新药研究的基础阶段,主要通过试验的方式,对药物进行药理学、毒理学测试,从而获得药物安全性、有效性和质量可控性的数据,为药物临床研究提供依据。

 知识链接

我国GLP机构现状

经过十余年的发展,通过 CFDA 认证的 GLP 机构不断增加,截至2013年12月,我国 GLP 机构已达到 55 家,主要分布在北京、上海、山东、江苏、四川等省市;建设单位主体类型从最初单一的政府支持国有科研机构到现在的国有或民营企业、科研院所,甚至高校。

二、药物临床试验质量管理规范

《药品管理法》规定,药物临床研究必须执行由原国家食品药品监督管理局颁布的《药物临床试验质量管理规范》。其目的在于保证药物临床试验过程规范,结果科学可靠,保护受试者的权益并保障其安全。

《药物临床试验质量管理规范》(Good Clinical Practice,GCP),是指临床试验全过程的标准规定,包括方案设计、组织实施、监查、稽查、记录、分析总结和报告。

药物临床试验是指任何在人体(患者或健康志愿者)进行的药物的系统性研究,以证实或发现试验药物的临床、药理和(或)其他药效学方面的作用、不良反应和(或)吸收、分布、代谢及排泄,目的是确定试验药物的安全性和有效性。药物临床试验一般分为Ⅰ、Ⅱ、Ⅲ、Ⅳ期临床试验和药物生物等效性试验。

三、药品注册管理

(一)药品注册的概念

药品注册,是指国家食品药品监督管理总局根据药品注册申请人的申请,依照法定程序,对拟上市销售的药品的安全性、有效性、质量可控性等进行系统评价,并决定是否同意其申请的审批过程。药品注册包括新药注册、仿制药注册、进口药品注册及其补充注册申请和再注册申请。

(二)药品注册申请

1. 新药申请 是指未曾在中国境内上市销售的药品的注册申请。已上市药品改变剂型、改变给药途径、增加新适应证的,按照新药申请管理。

2. 仿制药的申请是指生产 CFDA 已批准上市的已有国家标准的药品的注册申请;但是生物制品按照新药申请的程序申报。

3. 进口药品申请是指境外生产的药品在中国境内上市销售的注册申请。

4. 补充申请是指新药申请、已有国家标准的药品申请或者进口药品申请经批准后,改变、增加或取消原批准事项或者内容的注册申请。

5. 再注册申请指药品批准证明文件有效期满后，拟继续生产或进口该类药品的注册申请。

 知识链接

药品批准文号

药品批准文号的格式为：国药准字 H（Z、S、J）+4 位年号 +4 位顺序号，其中 H 代表化学药品，Z 代表中药，S 代表生物制品，J 代表进口药品分包装。

《进口药品注册证》证号的格式为：H（Z、S）+4 位年号 +4 位顺序号；《医药产品注册证》证号的格式为：H（Z、S）C+4 位年号 +4 位顺序号，其中 H 代表化学药品，Z 代表中药，S 代表生物制品。对于境内分包装用大包装规格的注册证，其证号在原注册证号前加字母 B。

新药证书号的格式为：国药证字 H（Z、S）+4 位年号 +4 位顺序号，其中 H 代表化学药品，Z 代表中药，S 代表生物制品。

（三）药品注册管理机构

国家食品药品监督管理总局主管全国药品注册工作，负责对药物临床试验、药品生产和进口进行审批。国家食品药品监督管理总局药品审评中心负责对药品注册申请进行技术审评。

 点滴积累

1. 《药物非临床研究质量管理规范》（GLP）是关于药品非临床研究中实验设计、操作、记录、报告、监督等一系列行为和实验室条件的规范。
2. 《药物临床试验质量管理规范》（GCP）是指临床试验全过程的标准规定，包括方案设计、组织实施、监查、稽查、记录、分析总结和报告。
3. 药品注册是指国家食品药品监督管理局根据药品注册申请人的申请，依照法定程序，对拟上市销售的药品的安全性、有效性、质量可控性等进行系统评价，并决定是否同意其申请的审批过程。

第二节　药品分类管理

一、国家基本药物制度

（一）基本药物制度的概念

国家基本药物制度是对基本药物的遴选、生产、流通、使用、定价、报销、监测评价等环节实施有效管理的制度，与公共卫生、医疗服务、医疗保障体系相衔接。

国家发改委、国家卫生和计划生育委员会等 9 部委组成国家基本药物工作委员会负责相关工作。对国家基本药物目录实行动态管理，原则上每 3 年调整一次。必要时，国家基本药物工作委员会适时组织调整。

（二）国家基本药物遴选原则

国家基本药物遴选应当按照防治必需、安全有效、价格合理、使用方便、中西药并重、基本保障、临床首选和基层能够配备的原则,结合我国用药特点,参照国际经验、合理确定品种(剂型)和数量。

1. 列入国家基本药物目录的条件　国家基本药物目录中的化学药品、生物制品、中成药,应当是《中华人民共和国药典》收载的,国家卫生和计划生育委员会、国家食品药品监督管理总局颁布药品标准的品种。除急救、抢救用药外,独家生产品种纳入国家基本药物目录应当经过单独论证。

2. 不能纳入国家基本药物目录的遴选范围

(1) 含有国家濒危野生动植物药材的;

(2) 主要用于滋补保健作用,易滥用的;

(3) 非临床治疗首选的;

(4) 因严重不良反应,国家食品药品监督管理部门明确规定暂停生产、销售或使用的;

(5) 违背国家法律、法规,或不符合伦理要求的;

(6) 国家基本药物工作委员会规定的其他情况。

 知识链接

国家基本药物目录(2012年版)

2013 年 3 月 13 日《国家基本药物目录》(2012 年版)发布,自 2013 年 5 月 1 日起施行。目录分为化学药品和生物制品、中成药、中药饮片三个部分,其中化学药品和生物制品 317 种、中成药 203 种,共计 520 种。同时"目录"还坚持中西药并重,注重与常见病、慢性病特别是重大疾病以及老年人、妇女和儿童用药相衔接,适用于各级医疗卫生机构,是医疗卫生机构配备使用药品的依据。

二、处方药和非处方药分类管理

《处方药和非处方药分类管理办法(试行)》中规定,依据药品品种、规格、适应证、剂量及给药途径的不同,对药品分别按处方药与非处方药进行分类管理。药品分类管理有利于保障人民用药安全有效;有利于医药卫生事业健康发展,推动医药卫生制度改革,增强人们自我保健,自我药疗意识;有利于逐步与国际通行的药品管理模式接轨。

(一)处方药的管理

1. 药品生产、批发企业不得以任何方式直接向病患者推荐、销售处方药。

2. 处方药必须凭执业医师或执业助理医师处方销售、购买和使用。销售处方药的零售药店必须配备驻店执业药师或药师以上药学技术人员。

执业药师或药师必须对医师处方进行审核、签字后依据处方正确调配、销售药品。对处方不得擅自更改或代用。对有配伍禁忌或超剂量的处方,应当拒绝调配、销售,必要时,经处方医师更正或重新签字,方可调配、销售。

3. 进入药品流通领域的处方药其相应的警示语或忠告语应由生产企业醒目地印制在药品包装或药品使用说明书上,如:"凭医师处方销售、购买和使用!"。

4. 处方药不得采用开架自选销售方式,并应与非处方药分柜摆放。

5. 处方药不得采用有奖销售、附赠药品或礼品销售等销售方式,暂不允许采用网上销售方式。

6. 处方药只准在指定的专业性医药报刊进行广告宣传。

（二）非处方药的管理

1. 根据对药品的安全性，非处方药分为甲、乙两类。

2. 遴选非处方药原则应用安全，疗效确切，质量稳定，应用方便。

3. 对非处方药标识的管理规定

（1）非处方药专有标识图案为椭圆形背景下的OTC三个英文字母，非处方药专有标识图案的颜色分为红色和绿色，红色专有标识用于甲类非处方药，绿色专有标识用于乙类非处方药。

（2）进入药品流通领域的非处方药其相应的警示语或忠告语应由生产企业醒目地印制在药品包装或药品使用说明书上，如："请仔细阅读药品使用说明书，并按说明使用或在药师指导下购买和使用！"。

4. 销售甲类非处方药的零售药店必须配备驻店执业药师或药师以上药学技术人员，执业药师或药师应对患者选购非处方药提供用药指导或提出寻求医师治疗的建议。

5. 非处方药可以采用开架自选销售方式，但不得采用有奖销售、附赠药品或礼品销售等销售方式，暂不允许采用网上销售方式。

6. 乙类非处方药可以在经省级药品监督管理部门或其授权的药品监督管理部门批准的非药品专营企业以外的商业企业（如超市、宾馆、副食店等）中零售。

7. 医疗机构根据患者病情需要决定使用非处方药。

8. 非处方药经审批可以在大众传播媒介进行广告宣传。

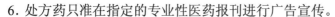 **案例分析**

案例

某市食品药品监督管理局在日常的例行检查中，发现某大型购物超市的收银区货架上有两种外包装上有红色专有标识的甲类非处方药，执法人员当场对这两种药品进行了查扣。

分析

非处方药分为甲、乙两类，用红色和绿色专有标志图案进行区别，红色专有标识用于甲类非处方药，绿色专有标识用于乙类非处方药。超市不得销售甲类非处方药，在经取得药品监督管理部门批准后方可出售乙类非处方药。

点滴积累

1. 国家基本药物制度是对基本药物的遴选、生产、流通、使用、定价、报销、监测评价等环节实施有效管理的制度。

2. 根据对药品的安全性评价，非处方药分为甲、乙两类。非处方药经批准可在大众媒介上进行广告宣传。乙类非处方药可以在经省级药品监督管理部门或其授权的药品监督管理部门批准的非药品专营企业以外的商业企业（如超市、宾馆、副食店等）中零售。

第三节 药品标识和商标管理

一、药品标识物管理

药品标识物包括药品包装、标签和说明书。药品标识物是药品外在质量的主要体现，为医师决定用药和药师指导消费者购买选择药品的重要信息。

（一）药品包装的管理

1. 药品包装的概念及分类 药品包装是指药品在使用、保管、运输和销售过程中，为保持其价值和保护其安全而用包装材料经技术处理的一种状态。

药品包装分为内包装和外包装。内包装是指直接与药品接触的包装，如安瓿、大输液瓶、片剂或胶囊的泡罩铝箔等，是保证药品在生产、运输、贮藏及使用过程中的质量，并便于医疗使用的重要因素之一；外包装是指内包装以外的包装，按由里向外可分为中包装和大包装。外包装根据药品特性选用不易破损的包装，以保证药品在运输、贮藏、使用过程中的质量。

> **知识链接**
>
> **药品包装要求**
>
> 药品包装必须按照规定印有或者贴有标签，不得夹带其他任何介绍或者宣传产品、企业的文字、音像及其他资料。药品生产企业生产供上市销售的最小包装必须附有说明书。

2. 直接接触药品包装材料的管理 《药品管理法》第四十九条规定，直接接触药品的包装材料和容器未经批准的，按劣药论处；第五十二条规定，直接接触药品的包装材料和容器，必须符合药用要求，符合保障人体健康、安全的标准，并由药品监督管理部门在审批药品时一并审批。

（二）药品标签的管理

1. 药品标签的概念及分类 药品标签是指药品包装上印有或者贴有的内容，分为内标签和外标签。

（1）内标签：指直接接触药品的包装的标签。包含：药品通用名称、适应证或者功能主治、规格、用法用量、生产日期、产品批号、有效期、生产企业等内容。包装尺寸过小无法全部标明上述内容的，至少应当标注药品通用名称、规格、产品批号、有效期等内容。

（2）外标签：指内标签以外的其他包装的标签。包含：药品通用名称、成分、性状、适应证或者功能主治、规格、用法用量、不良反应、禁忌、注意事项、贮藏、生产日期、产品批号、有效期、批准文号、生产企业等内容。适应证或者功能主治、用法用量、不良反应、禁忌、注意事项不能全部注明的，应当标出主要内容并注明"详见说明书"字样。

2. 药品有效期的标注方法 药品标签中的有效期应当按照年、月、日的顺序标注，年份用四位数字表示，月、日用两位数表示。其具体标注格式为"有效期至××××年××月"或者"有效期至××××年××月××日"；也可以用数字和其他符号表示为"有效期至××××.××."或者"有效期至××××/××/××"等。有效期若标注到日，应当为起算日期对应年月日的前一天,若标注到月,应当为起算月份对应年月的前一月。

3.专用标识的管理 麻醉药品、精神药品、医疗用毒性药品、放射性药品、外用药品和非处方药品等国家规定有专用标志的,其说明书和标签必需印有规定的标志(图6-1)。

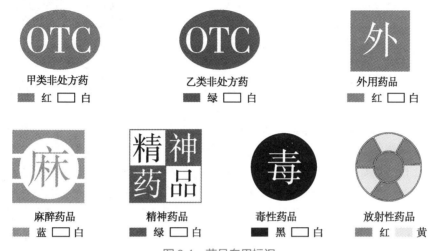

图6-1 药品专用标识

(三)药品说明书的管理

1.药品说明书的概念 药品说明书是载明药品重要信息的法定文件,是选用药品的法定指南。新药审批后的说明书,不得自行修改。

2.药品说明书的作用 药品说明书是药品情况说明重要来源之一,也是医师、药师、护师和患者治疗用药时的科学依据,还是药品生产、供应部门向医药卫生人员和人民群众宣传介绍药品特性、指导合理、安全用药和普及医药知识的主要媒介。

3.药品说明书的内容 包括药品名称、结构式及分子式(制剂应当附主要成分)、作用与用途、用法与用量(毒剧药品应有极量)、不良反应、禁忌、注意事项、包装(规格、含量)、有效期贮藏、生产企业、批准文号、注册商标等项内容。

4.药品说明书编制注意事项

(1)药品说明书应当包含药品安全性、有效性的重要科学数据、结论和信息。药品说明书应当列出全部活性成分或者组方中的全部中药药味。注射剂和非处方药还应当列出所用的全部辅料名称。药品处方中含有可能引起严重不良反应的成分或者辅料的,应当予以说明。

(2)药品说明书对疾病名称、药学专业名词、药品名称、临床检验名称和结果的表述,应当采用国家统一颁布或规范的专用词汇,度量衡单位应当符合国家标准的规定。

(3)药品说明书核准日期和修改日期应当在说明书中醒目标示。

二、药品商标的管理

我国对药品商标实行强制性注册管理,药品商标的注册、管理和保护必须遵守《中华人民共和国商标法》的规定。

(一)药品商标的概念

药品商标是指药品生产者、经营者为使自己的药品与他人的药品相区别,而使用在药

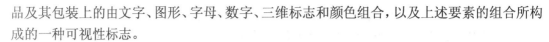

品及其包装上的由文字、图形、字母、数字、三维标志和颜色组合，以及上述要素的组合所构成的一种可视性标志。

（二）药品商标的特殊性

药品通用名即法定药品名称，也是国家药品标准和地方药品标准中收载的药品名称，不得使用药品通用名称作为药品商标注册。药品标签使用注册商标的，应当印刷在药品标签的边角，含文字的，其字体以单字面积计不得大于通用名称所用字体的四分之一。

（三）药品商标权的内容

药品商标权是指药品商标注册人对其注册的商标依法享有的专有权利。药品商标权的内容包括以下几个方面：

1. 独占使用权　药品商标持有人只能在经过批准的药品上使用该商标，并且未经商标持有人同意，他人不得在同一药品上使用该注册商标或近似商标，否则就构成侵权。

2. 转让权　商标权人在法律允许的范围内，可以将自己拥有的药品注册商标转让给他人使用。商标权转让后，原商标注册人的一切权力丧失，转移给新的商标权人。

3. 许可权　商标权人可以将药品注册商标的使用权交与他人，商标权人自己可以保留使用权，也可以放弃使用权。无论哪种情况，仅仅是商标的使用权发生了转移，而商标的所有权仍属于商标权人。

（四）药品商标权的保护

1. 保护范围　注册商标的专用权，以核准注册的商标和核定使用的商品为限。

2. 保护期限　注册商标自核准注册之日起计算有效期为10年。注册商标有效期满，需要继续使用的，商标注册人应当办理续展手续，每次续展注册的有效期为10年，期满未办理续展手续的，注销其注册商标。

 点滴积累

1. 药品标识物包括药品包装、标签和说明书。
2. 药品商标是指药品生产者、经营者为使自己的药品与他人的药品相区别，而使用在药品及其包装上的由文字、图形、字母、数字、三维标志和颜色组合，以及上述要素的组合所构成的一种可视性标志。

第四节　药品广告和价格管理

一、药品广告管理

（一）药品广告的概念

药品广告属于广告的一种，是指利用各种媒介或者形式发布的含有药品名称、药品适应证（功能主治）或者与药品有关的其他内容的，以药品销售为目的的广告。

通过药品广告，既能为患者提供了相关的用药信息，又可以为企业扩大药品销售量、开发新产品、开拓药品市场起到开路先锋的作用。随着药品生产规模的不断扩大，广告的中间媒介作用逐步为人们所重视。

（二）药品广告管理的相关规定

为了加强药品广告管理，保证药品广告的真实性、合法性和科学性，国家食品药品监督管理总局、国家工商行政管理总局发布了《药品广告审查发布标准》和《药品广告审查办法》，对药品广告的审批、广告的范围及内容、广告的发布等作出了明确的规定。

1. 药品广告的管理机构　省、自治区、直辖市药品监督管理部门是药品广告审查机关，负责本行政区域内药品广告的审查工作。县级以上工商行政管理部门是药品广告的监督管理机关。

2. 药品广告的申请　药品广告须经企业所在地省、自治区、直辖市人民政府药品监督管理部门批准，并发给药品广告批准文号；未取得药品广告批准文号的，不得发布。

 知识链接

药品广告批准文号格式

药品广告批准文号为："×药广审（视，或声、文）第0000000000号"。其中"×"为各省、自治区、直辖市的简称。"0"为由10位数字组成，前6位代表审查年月，后4位代表广告批准序号。"视""声""文"代表用于广告媒介形式的分类代号。取得的药品广告批准文号有效期为1年。

3. 不得发布药品广告的药品

（1）麻醉药品、精神药品、医疗用毒性药品、放射性药品；

（2）军队特需药品；

（3）国家食品药品监督管理总局依法明令停止或者禁止生产、销售和使用的药品；

（4）批准试生产的药品。

4. 药品广告不得出现以下情形

（1）含有不科学地表示功效的断言或者保证的；

（2）说明治愈率或者有效率的；

（3）与其他药品的功效和安全性进行比较的；

（4）违反科学规律，明示或者暗示包治百病、适应所有症状的；

（5）含有"安全无毒副作用""毒副作用小"等内容的；

（6）含有明示或者暗示中成药为"天然"药品，因而安全性有保证等内容的；

（7）含有明示或者暗示该药品为正常生活和治疗病症所必需等内容；

（8）含有能够帮助提高成绩、使精力旺盛、增强竞争力、增高、益智等内容的；其他不科学的用语或者表示，如"最新技术""最高科学""最先进制法"等。

 边学边练

练习药品广告管理的相关规定，详见实训5：药品广告实例讨论分析。

5. 药品广告中不得含有以下内容

（1）含有不科学的表述或者使用不恰当的表现形式，引起公众对所处健康状况和所患疾病产生不必要的担忧和恐惧。

（2）含有免费治疗、免费赠送、有奖销售、以药品作为礼品或者奖品等促销药品内容的。

（3）含有"家庭必备"或者类似内容的。

（4）含有"无效退款""保险公司保险"等保证内容的。

（5）含有评比、排序、推荐、指定、选用、获奖等综合性评价内容的。

（6）药品广告不得含有利用医药科研单位、学术机构、医疗机构或者专家、医生、患者的名义和形象作证明的内容。

 学以致用

工作场景

下午小王在药店上班，一个大爷来医院购买糖尿病药品，指明要"××"胶囊，原来大爷下午在家看电视，电视上广告上有一些糖尿病患者吃了该胶囊后，糖尿病都治愈了。且有几个医学教授也在广告上推荐该产品，小王运用药品广告相关知识对大爷进行了知识普及。

知识运用

药品广告内容不得出现的情形和不得含有的内容。

（三）法律责任

依据《药品管理法》、《中华人民共和国广告法》、《药品广告审查管理办法》对违反药品广告行为的法律责任作了严格的规定（表6-1）。

表6-1 违法药品广告的法律责任

违法主体	违法行为	法律责任
药品广告申请人	篡改经批准的药品广告内容进行虚假宣传的	药品监督管理部门责令立即停止该药品广告的发布，撤销该品种药品广告批准文号，1年内不受理该品种的广告审批申请
	对任意扩大产品适应证（功能主治）范围、绝对化夸大药品疗效、严重欺骗和误导消费者的违法广告	暂停该药品在辖区内的销售，同时责令违法发布药品广告的企业在当地相应的媒体发布更正启事
	对提供虚假材料申请药品广告审批，被药品广告审查机关在受理审查中发现的	1年内不受理该企业该品种的广告审批申请
	对提供虚假材料申请药品广告审批，取得药品广告批准文号的	药品广告审查机关在发现后应当撤销该药品广告批准文号，并3年内不受理该企业该品种的广告审批申请
药品广告审查、监督人员	在药品广告审查和监督过程中，玩忽职守、滥用职权、徇私舞弊	予以行政处分。构成犯罪的，依法追究刑事责任

二、药品价格管理

（一）我国药品价格管理形式

1. **政府定价管理** 政府定价是指由价格主管部门或者其他有关部门，按照定价权限和范围所制定的价格。对列入政府定价的药品价格，生产经营企业必须严格执行。

2. **政府指导价管理** 政府指导价是指依照价格法规定，由政府价格主管部门或其他有关部门，按照定价权限和范围规定基准价及浮动幅度，指导经营者制定的价格。列入政府指导价的药品，药品生产经营者必须在政府规定的指导范围内制定具体价格。

3. **市场调节价管理** 市场调节价是指由经营者自主制定，通过市场竞争形成的价格。除依法实行政府定价、政府指导价的药品外，其他药品实行市场调节价。对于实行市场调节价的药品,药品生产企业、经营企业、医疗结构依据生产经营成本和市场供求变化等情况,及时调整零售价格。

药品经营企业需要按照政府价格主管部门的规定明码标价,注明药品的产地、规格、计价单位等。严格禁止暴利和损害用药者利益的价格欺诈行为。

经营者不得在标价之外加价出售药品,不得收取任何未予标明的费用,为消费者提供几个合理的药品和服务,并在市场竞争中获取合法利润。

(二)药品价格监督检查

药品的生产企业、经营企业、医疗机构应当依法向政府价格主管部门提供其药品的实际购销价格和购销数量等资料。

(三)法律责任

《药品管理法》第八十八条规定,违反关于药品价格管理规定的,依照《中华人民共和国价格法》的予以处罚(表6-2)。

表6-2 违法价格管理的法律责任

违法行为	法律责任
不执行政府定价、政府指导价以及法定的价格干预措施、紧急措施的	责令改正,没收违法所得,可以并处违法所得五倍以下的罚款; 没有违法所得的可以处以罚款; 情节严重的,责令停业整顿
违反明码标价的	责令改正,没收违法所得,可以并处五千元以下的罚款

点滴积累

1. 药品广告须经企业所在地省、自治区、直辖市人民政府药品监督管理部门批准,并发给药品广告批准文号;未取得药品广告批准文号的,不得发布。
2. 药品价格管理形式包括:政府定价管理、政府指导价管理、市场调节价管理。

目标检测

一、单项选择题

(一)A型题

1. 药物非临床研究质量管理规范的英文缩写为( )
   A. GMP   B. GSP   C. GCP   D. GLP   E. GAP

2. 药物临床研究质量管理规范的英文缩写为( )
   A. GMP   B. GSP   C. GCP   D. GLP   E. GAP

3. 国家基本药物的遴选原则是( )
   A. 临床必需、安全有效、使用方便、保证供应、价格合理、管理规范
   B. 临床必需、安全有效、使用方便、保证供应、中西药并重、质量稳定
   C. 临床必需、安全有效、使用方便、保证供应、价格合理
   D. 临床必需、安全有效、使用方便、价格合理、中西药并重
   E. 临床必需、安全有效、使用方便、价格合理、管理规范

4. 处方药和非处方药的分类依据是（ ）

A. 品种、价格、适应证、剂量、给药途径

B. 品种、规格、适应证、剂型、给药途径

C. 品种、规格、适应证、剂量、给药途径

D. 品种、规格、适应证、用法用量、给药途径

E. 品种、价格、适应证、用法用量、给药途径

5. 国家基本药物目录在保持数量上相对稳定的基础上，实行动态管理，原则上（ ）调整一次

A. 5 年 B. 3 年 C. 2 年 D. 每年 E. 适时

6. 根据《处方药与非处方药分类管理办法（试行）》，将非处方药分为甲、乙两类，是根据（ ）

A. 方便性 B. 稳定性 C. 经济性 D. 安全性 E. 有效性

7. 药品广告的审查批准机关是（ ）

A. 国家药品监督管理总局 B. 省级药品监督管理局

C. 省级工商行政管理局 D. 省卫生与计划生育委员会

E. 国家卫生与计划生育委员会

（二）B 型题

[8～9]

A. 甲类非处方药 B. 乙类非处方药

C. 处方药 D. 非处方药生产企业使用的指南性标志

E. 刊登非处方药广告时使用的指南性标志

8. 非处方药绿色专有标识图案用于（ ）

9. 非处方药红色专有标识图案用于（ ）

二、多项选择题

1. 药品注册管理办法规定，应按照新药申请程序申报的是（ ）

A. 未曾在中国境内上市销售的药品

B. 生产国家食品药品监督管理总局已批准上市的已有国家标准的生物制品的注册

C. 已上市的药品改变剂型的注册

D. 增加新适应证药品的注册

E. 已上市药品改变给药途径的注册

2. 药品内包装标签上至少要标注（ ）

A. 药品名称 B. 规格 C. 适应证

D. 用法用量 E. 生产批号

3. 下列药品中，不得发布广告的是（ ）

A. 新药 B. 处方药 C. 非处方药

D. 毒性药品 E. 医院制剂

三、简答题

1. 简述药品商标权主要内容。

2. 简述我国药品广告管理相关规定。

（李 明）

第七章 特殊管理药品的法律规定

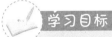

学习目标

1. 掌握麻醉药品、精神药品、医疗用毒性药品的概念及生产、经营和使用管理。
2. 熟悉麻醉药品、精神药品、医疗用毒性药品的品种。
3. 了解药品易制毒化学品、兴奋剂、生物制品的管理。
4. 具有依法解决在特殊管理药品管理工作中出现的问题的能力。

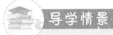

情景描述:

李某是某医院住院调剂室的一名药师,某日在调剂处方时,发现其中一张是给剖宫产手术后的患者开具的处方,为麻醉药品哌替啶 2 支,分两次注射,李某拒绝了按处方发药。

学前导语:

麻醉药品作为一种国家进行特殊管理的药品之一,在生产、经营、使用过程中都要按照相关的法律法规进行特殊的严格管理。本章就对特殊管理药品的管理进行具体的学习,使学生在今后的工作中对这些药品的管理引起相当的重视。

第一节 特殊管理药品概述

一、特殊管理药品特点及分类

所谓特殊管理药品,是指如果管理、使用得当,就能发挥药品固有的防病治病功效;反之,如果管理、使用不当,不仅危害人民身心健康,而且危害社会。为了保证其合法、合理的使用,正确发挥其防病治病的作用,必须实行有别于一般药品的特殊管理方式。《中华人民共和国药品管理法》第三十五条规定,国家对麻醉药品、精神药品、医疗用毒性药品、放射性药品实行特殊管理。

广义的特殊管理的药品,除上面的四类药品外,还包括药品类易制毒化学品、兴奋剂以及含特殊药品类复方制剂。

二、滥用特殊管理药品的危害

特殊管理药品中的麻醉药品对中枢神经系统有不同程度的抑制作用，影响精神活动，使人产生幻觉，具有致命的毒副作用——成瘾性，使人产生强烈的、病态的生理和精神依赖，这两种依赖性的同时解除是非常困难的，强制戒毒后的复吸率高达 95% 到 98%。现在以冰毒、摇头丸为代表的新型毒品慢慢在我国流行，这是一类含有一类精神药品苯丙胺类成分的物质，服用后产生幻觉，极易导致违法犯罪行为，长期吸食会使机体处于慢性中毒状态，出现精神呆滞、恐惧、妄想，引发高血压、性病、败血症等并发症。滥用麻醉药品和精神药品不仅使成瘾者健康水平严重下降，家庭经济衰退以致家庭破裂，同时带来严重的社会治安问题。

 知识链接

新型毒品

新型毒品是相对于海洛因、大麻、可卡因等传统毒品而言，主要指不需要种植，在化学实验室里就能合成的精神药品，是由国际禁毒公约和我国法律法规所规定的管制的药品，按照毒理学性质，可以将其分为四类：

第一类以中枢兴奋作用为主，苯丙胺类兴奋剂如冰毒、麻古；

第二类是致幻剂如：麦角乙二胺（LSD）、氯胺酮（K 粉）；

第三类兼具兴奋和致幻作用如：二亚甲基双氧安非他明（MDMA，俗称摇头丸）；

第四类是一些以中枢抑制作用为主的物质如：氟硝安定和 γ- 羟丁酸等。

放射性药品由于具有放射性，所释放出的射线具有穿透力，当其通过人体时，可与组织发生电离作用，可使正常组织受到损害，如果处理不当，还会带来环境污染。

医疗用毒性药品使用和管理不当易造成人体中毒甚至死亡。而药品类易制毒化学品如果管理不当，被不法分子利用，制成毒品，也将严重危害社会。

 点滴积累

《中华人民共和国药品管理法》第三十五条规定，国家对麻醉药品、精神药品、医疗用毒性药品、放射性药品实行特殊管理。

第二节　麻醉药品和精神药品的管理

根据《药品管理法》和有关国际公约的规定，国务院于 2005 年 8 月 3 日公布了《麻醉药品和精神药品管理条例》。随后原国家食品药品监督管理局、原卫生部相继发布了与麻醉药品和精神药品相关的生产、经营、运输、使用等一系列规范性文件。

一、麻醉药品的概念和品种范围

（一）麻醉药品的概念

麻醉药品是指连续使用能产生身体依赖、能成瘾癖的药品。

药物的生理依赖性（成瘾性）是由于长期、反复使用某些药物后，患者对应用这类药物产生一种舒适感（欣快感），因而有继续要求使用的欲望，一旦停药，可出现一系列的病理状态，即戒断症状。

麻醉药品与麻醉剂不同，麻醉剂是指能使整个机体或机体局部暂时、可逆性失去知觉及痛觉的药物，根据其作用范围可分为全身麻醉药及局部麻醉药。麻醉剂虽具有麻醉作用，但不会成瘾癖。

如临床常用的吗啡、哌替啶（度冷丁）等是麻醉药品，而乙醚、恩氟烷为全身吸入性麻醉剂，普鲁卡因、利多卡因为局部麻醉剂，虽有麻醉作用但不会成瘾癖，就不属于特殊管理药品。

（二）麻醉药品的品种范围

麻醉药品包括阿片类、可卡因类、大麻类、合成药类及国家食品药品监督管理总局指定的其他易产生依赖性的药品、药用原植物及可能存在的盐及单方制剂。2013 年 11 月由食品药品监管总局、公安部、国家卫生计生委共同公布《麻醉药品品种目录》中，麻醉药品共 123 种，其中我国生产和使用的 25 种，如布桂嗪（强痛定）、乙基吗啡、双氢可待因、舒芬太尼等。

二、精神药品的概念及品种范围

（一）精神药品的概念

精神药品是指直接作用于人体中枢神经系统，使之兴奋或抑制，连续使用能产生依赖性的药品。根据精神药品使人体产生依赖性的程度和危害人体健康的程度，将精神药品分为第一类和第二类，第一类的毒性和成瘾性强于第二类。

（二）精神药品的品种范围

2013 年 11 月由食品药品监管总局、公安部、国家卫生计生委公布《精神药品品种目录》中，精神药品共 132 种，第一类精神药品 53 种，其中我国生产和使用的有 7 种；第二类精神药品 79 种，其中我国生产和使用的有 33 种。

三、麻醉药品和精神药品管理的规定

（一）麻醉药品的种植、实验研究和生产管理

1．麻醉药品的种植管理　麻醉药品药用原植物种植企业由国务院药品监督管理部门和国务院农业主管部门共同确定，根据年度种植计划，进行种植，其他单位和个人不得种植麻醉药品药用原植物。

2．麻醉药品和精神药品的实验研究管理　开展麻醉药品和精神药品实验研究活动应具备下列条件：①以医疗、科学研究或者教学为目的；②有保证实验所需麻醉药品安全的措施和管理制度；③单位及其工作人员 2 年内没有违反有关禁毒的法律、行政法规规定的行为。

经国务院药品监督管理部门审核批准，发给《麻醉药品和精神药品实验研究立项批件》。麻醉药品的临床试验，不得以健康人为受试对象。

3．麻醉药品和精神药品的生产管理　国家对麻醉药品和精神药品实行定点生产制度。生产企业经所在地省、自治区、直辖市人民政府药品监督管理部门初步审查，由国务院药品监督管理部门批准，并按规定取得药品批准文号方可生产。

定点生产企业必须严格按照麻醉药品和精神药品年度生产计划安排生产，并依照规定向所在地省、自治区、直辖市人民政府药品监督管理部门报告生产情况,销售给具有麻醉药品和精神药品经营资格的企业或经批准的其他单位。

麻醉药品和精神药品的标签应当印有国务院药品监督管理部门规定的标志(详见第六章第三节)。

(二)麻醉药品和精神药品的经营、储存和运输管理

1.定点经营制度 国家对麻醉药品实行定点经营制度。跨省、自治区、直辖市从事麻醉药品批发业务的企业(全国性批发企业),应当经国务院药品监督管理部门批准;在本省、自治区、直辖市行政区域内从事麻醉药品批发业务的企业(区域性批发企业),应当经所在地省、自治区、直辖市人民政府药品监督管理部门批准。药品经营企业不得经营麻醉药品原料药。

2.销售管理 麻醉药品和第一类精神药品不得零售。禁止使用现金交易,但是个人合法购买麻醉药品的除外。经所在地设区的市级药品监督管理部门批准,实行统一进货、统一配送、统一管理的药品零售连锁企业可以从事第二类精神药品零售业务。第二类精神药品零售企业应当凭执业医师出具的处方,按规定剂量销售第二类精神药品,并将处方保存2年备查;禁止超剂量或者无处方销售第二类精神药品;不得向未成年人销售第二类精神药品。

3.储存管理 麻醉药品药用原植物种植企业、定点生产企业、全国性批发企业和区域性批发企业以及国家设立的麻醉药品储存单位,应当设置储存麻醉药品和第一类精神药品的专库;麻醉药品和第一类精神药品的使用单位应当设立专库或者专柜储存,麻醉药品和第一类精神药品专库应当设有防盗设施并安装报警装置,专柜应当使用保险,并实行双人双锁管理;应当配备专人负责管理工作,并建立储存麻醉药品和第一类精神药品的专用账册;专用账册的保存期限应当自药品有效期期满之日起不少于5年。药品入库双人验收,出库双人复核,做到账物相符。第二类精神药品经营企业应当在药品库房中设立独立的专库或者专柜储存第二类精神药品,并建立专用账册,实行专人管理。

4.运输管理 运输或邮寄麻醉药品和精神药品的要按规定向所在地省、自治区、直辖市人民政府药品监督管理部门申请领取运输证明或准予邮寄证明,应当采取安全保障措施,防止麻醉药品和精神药品在运输过程中被盗、被抢、丢失。

学以致用

工作场景

小李是某连锁药店药品零售人员,一天,他的同学匆匆来到药店,满脸痛苦的表情,说自己肚子疼,让小李卖盒"曲马多片"给他止痛,如果你是小李,应该如何处理?向同学如何解释?

知识运用

二类精神药品应凭处方并按规定剂量销售。

(三)麻醉药品和精神药品的使用管理

1.医疗机构需要使用麻醉药品和第一类精神药品的,应当经所在地设区的市级人民政府卫生主管部门批准,取得《麻醉药品、第一类精神药品购用印鉴卡》(以下称印鉴卡),凭印鉴卡向本省、自治区、直辖市行政区域内的定点批发企业购买麻醉药品。

2.医疗机构应当对本单位执业医师进行有关麻醉药品和精神药品使用知识培训、考

核,考核合格的,获得麻醉药品和第一类精神药品处方资格后,方可在本医疗机构开具麻醉药品和第一类精神药品处方,但不得为自己开该种处方。

3.执业医师应当使用专用处方开具麻醉药品,单张处方的最大用量应当符合国务院卫生主管部门的规定。对麻醉药品处方,处方的调配人、核对人应仔细核对,签署姓名,并予以登记;对不符合本条例规定的,处方的调配人、核对人应当拒绝发药。医疗机构应当对麻醉药品处方进行专册登记,处方至少保存3年。

四、法律责任

麻醉药品和精神药品的生产、经营、使用单位和个人如果违反相关法律法规,将由相关部门给予相应的处罚(表7-1)。

表7-1 麻醉药品和精神药品的法律责任

违法主体	违法行为	法律责任
麻醉药品原植物种植企业	1.未依照麻醉药品药用原植物年度种植计划进行种植的; 2.未依照规定报告种植情况的; 3.未依照规定储存麻醉药品的	由药品监督管理部门限期改正,给予警告;逾期不改正的,处5万元以上10万元以下的罚款;情节严重的,取消其种植资格
麻醉药品和精神药品定点生产企业	1.未按照麻醉药品和精神药品年度生产计划安排生产的; 2.未依照规定向药品监督管理部门报告生产情况的; 3.未依照规定储存麻醉药品和精神药品,或者未依照规定建立、保存专用账册的; 4.未依照规定销售麻醉药品和精神药品的; 5.未依照规定销毁麻醉药品和精神药品的	由药品监督管理部门责令限期改正,给予警告,并没收违法所得和违法销售的药品;逾期不改正的,责令停产,并处5万元以上10万元以下的罚款;严重的,取消其定点生产资格
麻醉药品和精神药品定点批发企业	违反规定销售麻醉药品和精神药品,或者违反规定经营麻醉药品原料药和第一类精神药品原料药	由药品监督管理部门责令限期改正,给予警告,并没收违法所得和违法销售的药品;逾期不改正的,责令停业,并处违法销售药品货值金额2倍以上5倍以下的罚款;情节严重的,取消其定点批发资格
	1.未依照规定购进麻醉药品和第一类精神药品的; 2.未保证供药责任区域内的麻醉药品和第一类精神药品的供应的; 3.未对医疗机构履行送货义务的; 4.未依照规定报告麻醉药品和精神药品的进货、销售、库存数量以及流向的; 5.未依照规定储存麻醉药品和精神药品,或者未依照规定建立、保存专用账册的; 6.未依照规定销毁麻醉药品和精神药品的; 7.区域性批发企业之间违反本条例的规定调剂麻醉药品和第一类精神药品,或者因特殊情况调剂麻醉药品和第一类精神药品后未依照规定备案的	由药品监督管理部门责令限期改正,给予警告;逾期不改正的,责令停业,并处2万元以上5万元以下的罚款;情节严重的,取消其定点批发资格

续表

违法主体	违法行为	法律责任
第二类精神药品零售企业	违反规定储存、销售或者销毁第二类精神药品	由药品监督管理部门责令限期改正，给予警告，并没收违法所得和违法销售的药品；逾期不改正的，责令停业，并处 5000 元以上 2 万元以下的罚款；情节严重的，取消其第二类精神药品零售资格。
取得印鉴卡的医疗机构	1. 未依照规定购买、储存麻醉药品和第一类精神药品的； 2. 未依照规定保存麻醉药品和精神药品专用处方，或者未依照规定进行处方专册登记的； 3. 未依照规定报告麻醉药品和精神药品的进货、库存、使用数量的； 4. 紧急借用麻醉药品和第一类精神药品后未备案的； 5. 未依照规定销毁麻醉药品和精神药品的	由设区的市级人民政府卫生主管部门责令限期改正，给予警告；逾期不改正的，处 5000 元以上 1 万元以下的罚款；情节严重的，吊销其印鉴卡；对直接负责的主管人员和其他直接责任人员，依法给予降级、撤职、开除的处分
具有麻醉药品和第一类精神药品处方资格的执业医师	违反规定开具麻醉药品和精神药品处方，或者未按照临床应用指导原则的要求使用麻醉药品和精神药品的	由其所在医疗机构取消其麻醉药品和第精神药品处方资格；造成严重后果的，由原发证部门吊销其执业证书
未取得麻醉药品和第一类精神药品处方资格的执业医师	擅自开具麻醉药品和第一类精神药品处方	县级以上人民政府卫生主管部门给予警告，暂停其执业活动；造成严重后果的，吊销其执业证书；构成犯罪的，依法追究刑事责任
处方的调配人、核对人	违反规定未对麻醉药品和第一类精神药品处方进行核对，造成严重后果的	由原发证部门吊销其执业证书

除以上规定外，还有以下相关处罚：

1. 定点生产企业、定点批发企业和其他单位使用现金进行麻醉药品和精神药品交易的，由药品监督管理部门责令改正，给予警告，没收违法交易的药品，并处 5 万元以上 10 万元以下的罚款。

2. 致使麻醉药品和精神药品流入非法渠道造成危害，构成犯罪的，依法追究刑事责任；尚不构成犯罪的，由县级以上公安机关处 5 万元以上 10 万元以下的罚款；有违法所得的，没收违法所得；情节严重的，处违法所得 2 倍以上 5 倍以下的罚款；由原发证部门吊销其药品生产、经营和使用许可证明文件。

3. 倒卖、转让、出租、出借、涂改其麻醉药品和精神药品许可证明文件的，由原审批部门吊销相应许可证明文件，没收违法所得；情节严重的，处违法所得 2 倍以上 5 倍以下的罚款；没有违法所得的，处 2 万元以上 5 万元以下的罚款；构成犯罪的，依法追究刑事责任。

点滴积累

1. 麻醉药品、精神药品、医疗用毒性药品、放射性药品如果管理不当，不仅对个人带来危害，还会给社会带来巨大危害，所以要进行不同于其他药品的特殊管理。

2. 麻醉药品与第一类精神药品不能零售，而且必须经过专业培训、考核合格的执业医师才能开处方，并且不能给自己开处方。

3. 麻醉药品处方至少保存3年，精神药品处方至少保存2年。

第三节　医疗用毒性药品和放射性药品的管理

一、医疗用毒性药品的管理

（一）医疗用毒性药品概述

1. 医疗用毒性药品概念　指毒性剧烈、治疗剂量和中毒剂量相近，使用不当会致人中毒或死亡的药品。

2. 医疗用毒性药品品种　根据我国《医疗用毒性药品管理办法》规定，医疗用毒性药品分为毒性中药和毒性西药两种类型；其中毒性中药28种，毒性西药11种。

（1）毒性中药品种：砒石（红砒、白砒）、砒霜、水银、生马钱子、生川乌、生草乌、生白附子、生附子、生半夏、生南星、生巴豆、斑蝥、青娘虫、红娘虫、生甘遂、生狼毒、生藤黄、生千金子、生天仙子、闹阳花、雪上一枝蒿、白降丹、蟾酥、洋金花、红粉、轻粉、雄黄等共28种。

（2）毒性西药品种（仅指原料，不包括制剂）：去乙酰毛花苷丙、阿托品、洋地黄毒苷、氢溴酸后马托品、三氧化二砷、毛果芸香碱、氯化汞、水杨酸毒扁豆碱、亚砷酸钾、氢溴酸东莨菪碱、士的宁。

 知识链接

A型肉毒素

A型肉毒素是一种神经毒素，其诞生早期，被用于生化武器的研究。1960年，美国科学家制备出A型肉毒素。由于其能阻断神经支配，从而消除或减少肌肉的不自觉收缩，因此该毒素主要用于肌肉张力性疾病的治疗。由于A型肉毒素可以麻痹肌肉，使肌肉没有跳动能力，从而消除皱纹，常用于面部美容去皱或瘦脸。A型肉毒素是现今知道的毒力最强的生物毒素和神经毒素之一，A型肉毒素的气溶胶对人吸入的致死量为0.3μg，口服致死剂量为8～10μg。为加强对A型肉毒素的监督管理，2008年原卫生部、原国家食品药品监督管理局决定将A型肉毒素及其制剂列入毒性药品管理。

（二）医疗用毒性药品的生产管理

1. 医疗用毒性药品的年度生产、收购、供应和配制计划，由省、自治区、直辖市医药管理部门根据医疗需要制定，经省、自治区、直辖市卫生行政部门审核后，由医药管理部门下达给指定的毒性药品生产、收购、供应单位，并抄报国家卫生和计划生育委员会、国家食品药品监督管理总局。生产单位不得擅自改变生产计划，自行销售。

2. 药厂必须由医药专业人员负责生产、配制和质量检验，并建立严格的管理制度，严防与其他药品混杂。每次配料，必须经两人以上复核无误，并详细记录每次生产所用原料和成品数，经手人要签字备查。

3. 所有工具、容器、废弃物要处理干净，以防污染其他药品和环境。标示量要准确无误，包装容器要有毒药标志。

4. 必须严格执行生产工艺操作规程，在本单位药品检验人员的监督下准确投料，并建立完整的生产记录，保存五年备查。

（三）医疗用毒性药品的经营、储存与运输管理

1. 医疗用毒性药品的收购、经营，由各级医药管理部门指定的药品经营单位负责；配方用药由国营药店、医疗单位负责。其他任何单位或者个人均不得从事毒性药品的收购、经营和配方业务。

2. 收购、经营、加工、使用毒性药品的单位必须建立健全保管、验收、领发、核对等制度，严防收假、发错，严禁与其他药品混杂，做到划定仓间或仓位、专柜加锁并由专人保管。

毒性药品的包装容器上必须印有毒药标志。在运输毒性药品的过程中，应当采取有效措施，防止发生事故。

（四）医疗用毒性药品的使用管理

1. 医疗单位供应和调配毒性药品，凭医生签名的正式处方。国营药店供应和调配毒性药品，凭盖有医生所在的医疗单位公章的正式处方。

2. 每次处方剂量不得超过两日极量。调配处方时，必须认真负责，计量准确，按医嘱注明要求，并由配方人员及具有药师以上技术职称的复核人员签名盖章后方可发出。对处方未注明"生用"的毒性中药，应当给付炮制品。处方一次有效，取药后处方保存 2 年备查。

3. 科研和教学单位所需的毒性药品，必须持本单位的证明信，经单位所在地县以上卫生行政部门批准后，供应部门方能发售。

4. 群众自配民间单、秘、验方需用毒性中药，购买时要持有本单位或者城市街道办事处、乡（镇）人民政府的证明信，供应部门方可发售。每次购用量不得超过 2 日极量。

（五）法律责任

对违反《医疗用毒性药品管理办法》的规定，擅自生产、收购、经营毒性药品的单位或者个人，由县以上卫生行政部门没收其全部毒性药品，并处以警告或按非法所得的五至十倍罚款。情节严重、致人伤残或死亡，构成犯罪的，由司法机关依法追究其刑事责任。

二、放射性药品的管理

（一）放射性药品的概念

放射性药品是指用于临床诊断或者治疗的放射性核素制剂或者其标记化合物。

放射性药品含有的放射性核素能放射出 α、β 和 γ 射线，正常生物组织细胞吸收射线能量后，出现不同程度的电离和激发，生物机体的调节运行规律被破坏，而使人体遭受较大损伤。管理不当，还会造成环境污染。

（二）放射性药品的管理

1. 放射性药品的生产、经营管理　开办放射性药品生产、经营企业应当具备《药品管理法》、《放射性药品管理办法》规定的条件，符合国家的放射卫生防护基本标准，并履行环境影响报告的审批手续，由所在省，自治区、直辖市卫生行政部门发给《放射性药品生产企业许可证》、《放射性药品经营企业许可证》。

2. 放射性药品的包装、运输管理　放射性药品的包装必须安全实用，符合放射性药品的质量要求，具有与放射性剂量相适应的防护装置，包装必须分内包装和外包装两部分，外包装必须贴有商标、标签、说明书和放射性药品标志，内包装必须贴有标签。标签必须注明药品品名、放射性比活度、装量。说明书要另外标明放射性核素的半衰期。严禁任何单位和个人携带放射性药品乘坐公共交通运输工具。

 知识链接

捡来的"灾难"

1983 年 11 月，墨西哥某城一家医院的电工苏蒂洛，趁人不注意从医院仓库里拿走一只不锈钢的金属罐，并把它卖到一家废品收购站。这只金属罐里边装着钴^{60}，是一种强放射性元素，用来治疗癌症。后来由于碰撞颠簸，被碾压成粉末，与废铜烂铁混杂在一起。

两个月后，废品收购站的 20 名职工都不同程度地受到放射物的影响，其中两位受害者，一个得了牙疼病，另一个经常不停地流鼻血。一位参加过调查的医生说：他们得癌症的几率相当高。

此后废品收购站将带有放射性的废铜烂铁运到铸造厂，将这些带有放射物的废料加工成桌子的底座和钢筋，钢筋被用来建造了 30 到 40 幢楼房。虽然在事件发现后，桌子底座和钢筋被强行追回，但苏蒂洛本人以及他所在城市的 200 名受害居民，有可能因为受这些放射性物质污染而导致癌症。

3. 放射性药品的使用管理

(1) 医疗单位使用放射性药品，必须符合国家放射性同位素卫生防护管理的有关规定，经医疗机构所在地的省、自治区、直辖市的公安、环保和卫生行政部门批准，取得核发相应等级的《放射性药品使用许可证》。《放射性药品使用许可证》有效期 5 年。

(2) 医疗单位设置核医学科、室(同位素室)，必须配备与其医疗任务相适应的并经核医学技术培训的技术人员。

(3) 持有《放射性药品使用许可证》的医疗单位，必须负责对使用的放射性药品进行临床质量检验，收集药品不良反应等项工作，并定期向所在地卫生行政部门报告。由省、自治区、直辖市卫生行政部门汇总后报卫生部。

(4) 放射性药品使用后的废物(包括患者排出物)，必须按国家有关规定妥善处置。

点滴积累

1. 医疗用毒性药品生产中的配料必须两人以上复核无误，生产记录至少保存5年备查。

2. 医疗单位供应和调配毒性药品应凭医生签名的正式处方，处方一次有效，每次处方剂量不得超过2日极量。处方保存2年备查。

3. 具有《放射性药品使用许可证》的医疗机构才能使用放射性药品，放射性药品使用后的废物(包括患者排出物)，必须妥善处置。

第四节 其他特殊管理药品的管理

一、兴奋剂的管理

（一）兴奋剂的概念

兴奋剂在英语中称"dope"，原义为"供赛马使用的一种鸦片麻醉混合剂"。

由于运动员为提高成绩而最早服用的药物大多属于兴奋剂药物——刺激剂类，所以尽管后来他们使用的其他类型药物并不都具有兴奋性（如利尿剂），但国际上对体育运动中的违禁药物仍习惯沿用兴奋剂的称谓。如今通常所说的兴奋剂是对体育运动中违禁药物的统称。

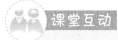

课堂互动

女运动员为什么会男性化？

你如何看待现在某些女运动员出现声音变粗、肌肉增生、多毛、长胡须等男性体征的现象？

（二）兴奋剂的类别

2013 年 12 月 30 日由体育总局、商务部、卫生计生委、海关总署和国家食品药品监督管理总局联合公布我国 2014 年兴奋剂目录，共分 7 个品种：蛋白同化制剂（如勃二酮、去氧甲睾酮）、肽类激素品种（如促皮质素类）、麻醉药品品种（如可卡因）、刺激剂品种（如肾上腺素）、药品类易制毒化学品种（如麻黄碱）、医疗用毒性药品品种（如士的宁）和其他品种（如阿普洛尔、氯噻嗪）。

知识链接

兴奋剂的起源

1960 年，丹麦选手詹森在罗马奥运会的 100 公里自行车比赛途中死亡，医生发现他曾使用大量的神经刺激剂苯丙胺。随后，国际奥委会成立医学委员会，1967 年，医学委员会将 8 种刺激剂和麻醉剂列为违禁药物，并在次年的墨西哥夏季奥运会上进行检查。然而，半个世纪过去了，兴奋剂并未彻底从赛场消失。对奖牌的渴望让无数运动员铤而走险，花样翻新的兴奋剂给他们的健康带来极大危害，有些甚至不可恢复。

（三）兴奋剂的生产经营管理

国家对兴奋剂目录所列禁用物质实行严格管理，任何单位和个人不得非法生产、销售、进出口。

1. 生产管理　除了必须遵守《药品管理法》有关药品生产的规定外，应保存生产、销售、库存记录至超过蛋白同化制剂、肽类激素有效期 2 年。药品、食品中含有兴奋剂目录所列禁用物质的，生产企业应当在包装标识或者产品说明书上用中文注明"运动员慎用"字样。

2. 经营管理　蛋白同化制剂、肽类激素的生产企业只能向医疗机构、符合规定的药品批发企业和其他同类生产企业供应蛋白同化制剂、肽类激素。

除胰岛素外，药品零售企业不得经营蛋白同化制剂或者其他肽类激素。合法的药品批发企业经过批准方可经营蛋白同化制剂、肽类激素。蛋白同化制剂，肽类激素的批发企业只能向医疗机构、蛋白同化制剂、肽类激素的生产企业和其他同类批发企业供应蛋白同化制剂、肽类激素。

兴奋剂目录所列禁用物质属于麻醉药品、精神药品、医疗用毒性药品和易制毒化学品的，其生产、销售、进口、运输和使用，依照有关规定实行特殊管理。蛋白同化制剂、肽类激素兴奋剂目录所列其他禁用物质，实行处方药管理。

二、易制毒化学品的管理

（一）易制毒化学品概念和品种

1. 易制毒化学品概念　易制毒化学品是指国家规定管制的可用于制造毒品的前体、原料和化学助剂等物质。

这些物质既广泛应用于工农业生产和群众日常生活，流入非法渠道又可用于制造毒品。

2. 易制毒化学品品种　易制毒化学品分为三类。第一类是可以用于制毒的主要原料，有12个品种，其中麻黄碱类、麦角胺类等为药品类易制毒化学品，包括其原料药和单方制剂。第二类、第三类是可以用于制毒的化学配剂，包括氯仿、乙醚、盐酸等常用试剂。

案例分析

案例

瑞安市某眼镜厂向瑞安市某化工有限公司购买丙酮时使用现金交易，2011年5月被瑞安市公安局禁毒大队查获。瑞安市某眼镜厂和瑞安市某化工有限公司被公安机关各处以1万元的罚款。

分析

丙酮属于易制毒化学品第三类，根据《易制毒化学品管理条例》使用现金或者实物进行易制毒化学品交易的，由负有监督管理职责的行政主管部门给予警告，责令限期改正，处1万元以上5万元以下的罚款；对违反规定生产、经营、购买的易制毒化学品可以予以没收；逾期不改正的，责令限期停产停业整顿；逾期整顿不合格的，吊销相应的许可证。

（二）药品类易制毒化学品的管理

1. 药品类易制毒化学品的管理部门　国家食品药品监督管理总局主管全国药品类易制毒化学品生产、经营、购买等方面的监督管理工作。县级以上地方食品药品监督管理部门负责本行政区域内的药品类易制毒化学品生产、经营、购买等方面的监督管理工作。

2. 药品类易制毒化学品的生产、经营管理

（1）生产管理：药品类易制毒化学品的生产应当遵守《药品管理法》的规定，还应当按照《药品类易制毒化学品管理办法》的规定取得《药品类易制毒化学品生产许可批件》后方可生产。

（2）经营许可管理：药品类易制毒化学品的经营许可，国家食品药品监督管理总局委托省、自治区、直辖市食品药品监督管理部门办理。

1）药品类易制毒化学品单方制剂和小包装麻黄素，纳入麻醉药品销售渠道经营。

2）未实行药品批准文号管理的品种，纳入药品类易制毒化学品原料药渠道经营。

3）药品经营企业申请经营药品类易制毒化学品原料药，应当符合《易制毒化学品管理

条例》规定的条件，取得许可后在《药品经营许可证》经营范围中标注"药品类易制毒化学品"，并报国家食品药品监督管理总局备案。

（3）购销管理：国家对药品类易制毒化学品实行购买许可制度。购买药品类易制毒化学品的，应当办理《药品类易制毒化学品购用证明》。

1）药品类易制毒化学品生产、经营企业应当将药品类易制毒化学品原料药销售给相应的取得《购用证明》的有关企业。

2）药品类易制毒化学品单方制剂和小包装麻黄素按麻醉药品进行销售。

3）药品类易制毒化学品禁止使用现金或者实物进行交易。

点滴积累

1. 除胰岛素外，药品零售企业不得经营蛋白同化制剂或者其他肽类激素。
2. 药品类易制毒化学品禁止使用现金或者实物进行交易。

目标检测

一、单项选择题

（一）A型题

1. 麻醉药品连续使用后能成瘾癖，并易产生（ ）
   A. 两重性　　　　　　　B. 生理依赖性　　　　　　C. 抑制性
   D. 兴奋性　　　　　　　E. 精神依赖性

2. 在国营药店供应和调配毒性药品时，需（ ）
   A. 凭盖有医生所在医疗单位公章的正式处方，其处方剂量每次不得超过三日极量
   B. 凭工作证销售给个人，每次处方剂量不超过两日极量
   C. 凭医生签字的正式处方，每次不得超过三日极量
   D. 凭盖有医生所在医疗单位公章的正式处方，其处方剂量每次不得超过两日极量
   E. 凭职业医师处方，不超过四日剂量

3. 特殊管理的药品包括（ ）
   A. 抗肿瘤药品、生物制品、麻醉药品、放射性药品
   B. 麻醉药品、精神药品、毒性药品、血液制品
   C. 精神药品、毒性药品、麻醉药品、放射性药品
   D. 放射性药品、毒性药品、精神药品、生物制品
   E. 麻醉药品、放射性药品、毒性药品、抗肿瘤药品

4. 医疗机构麻醉药品处方应至少保存（ ）
   A. 1年　　　　　　　　　B. 2年　　　　　　　　　C. 3年
   D. 4年　　　　　　　　　E. 5年

5. 医疗单位购用麻醉药品时须持有（ ）
   A. 运输凭照　　　　　　　　　　B. 麻醉药品购用印鉴卡
   C. 麻醉药品专用章　　　　　　　D. 麻醉药品出口许可证
   E. 麻醉药品专用卡

（二）B型题

[6～9]

A. 精神药品　　　　　　B. 麻醉药品　　　　　　C. 兴奋剂

D. 放射性药品　　　　　E. 医疗用毒性药品

6. 药品生产中每次配料必须两人以上复核签字的是（　　　）

7. 用于临床诊断或治疗的放射性核素制剂或其标记药物是（　　　）

8. 治疗剂量与中毒剂量接近的是（　　　）

9. 按照安全性分为一类和二类的是（　　　）

二、多项选择题

1. 麻醉药品包括（　　　）

A. 阿片类　　　　　　　B. 可卡因类　　　　　　C. 大麻类

D. 合成麻醉药类　　　　E. 其他易成瘾癖的药品

2. 为加强麻醉药品的管理，治疗单位要有（　　　）

A. 专人负责　　　　　　B. 专柜上锁　　　　　　C. 专用账册

D. 专用处方　　　　　　E. 专册登记

3. 毒性药品生产、配制时，必须（　　　）

A. 严防与其他药品混杂

B. 每次配料，必须一人以上复核，并详细记录每次所用原料和成品数

C. 所用容器和工具要清洁卫生

D. 标示量要准确无误

E. 包装容器要有毒药标志

4. 销售第二类精神药品时不正确的做法是（　　　）

A. 可以向未成年人出售　　　　　B. 禁止无处方销售

C. 禁止超剂量销售　　　　　　　D. 处方保存3年

E. 所有零售连锁药店均可销售

三、简答题

1. 什么是麻醉药品和精神药品？

2. 什么是医疗用毒性药品？在调配过程中要注意哪些问题？

3. 第二类精神药品的零售应遵守哪些规定？

（吴　薇）

第八章　中药管理的法律规定

学习目标

1. 掌握中药、中药材、中药饮片的基本概念,我国中药材 GAP 的原则、基本内容和中药饮片质量管理。
2. 熟悉中药保护品种的等级划分、保护期限,国家重点保护的野生药材物种的分级。
3. 了解我国中药材生产质量管理规范认证的内容。
4. 学会运用有关法律法规分析解决中药材、中药保护品种的实际问题。

导学情景

情景描述:

听说喝银杏叶水能活血,68 岁的刘老汉就买来一些粗加工的银杏叶泡水喝,结果几日后,老汉突然觉得呼吸困难! 到医院一检查,原来是银杏叶导致的白果酸中毒。经过抢救,老汉脱离了危险。

学前导语:

银杏叶是一种中药,树叶中某些成分具有活血化瘀、通脉舒络功能,但必须经过专门的工序加工提炼后才能体现其价值。要保证中药质量的稳定、有效和用药安全,必须进行中药材生产质量管理的标准化、规范化和中药品种保护。本章就将带领大家一起学习中药材管理的法律规定。

第一节　中药材的管理

一、中药的概念及分类

中药是指在中医基础理论指导下用以防病治病的药物,主要包括中药材、中药饮片、中成药。

(一)中药材

中药材是指药用植物、动物、矿物的药用部分采收后经产地初加工形成的原料药材。以药物的来源与性质为依据可分为植物药、动物药和矿物药。

知识链接

（二）中药饮片

　　中药饮片是指在中医药理论指导下，中药材经切制加工后可作煎汤饮用的药材。广义上是指供中医临床配方用的全部药材统称饮片；狭义上是指切制成一定形状的药材，如片、块、丝、段等。

（三）中成药

　　中成药是指根据疗效确切、应用广泛的处方、验方或秘方，以中药材为原材料配制加工而成的药品，如丸、膏、片剂、冲剂、糖浆等。

二、中药材生产质量管理规范

（一）中药材生产质量管理规范的主要内容

　　中药材是中药饮片和中成药生产的原料，其质量直接影响着中药的药效。为规范中药材生产，保证中药材质量，促进中药材标准化、现代化，我国于 2002 年 6 月 1 日起施行了《中药材生产质量管理规范（试行）》（Good Agricultural Practice for Chinese Drugs，GAP），它是我国中药材生产和质量管理的基本准则，适用于中药材生产企业生产中药材（含植物、动物药）的全过程。

　　1. 对产地生态环境的要求　中药材产地的环境如空气、土壤、水质等应符合国家相应的标准。

　　2. 对种质和繁殖条件要求　对生产中药材采用的药用动植物物种应准确鉴定和审核，保证质量。

　　3. 对栽培与养殖管理的要求

　　（1）药用植物栽培管理：肥料以有机肥为主；病虫害的防治采用最小有效剂量并选用高效、低毒、低残留农药。

　　（2）药用动物养殖治理：科学配制饲料，不得添加激素、类激素等添加剂；疫病防治以预防为主，定期接种疫苗；禁止将中毒、感染疫病的药用动物加工成中药材。

　　4. 对采收与初加工的要求

　　（1）采集应坚持"最大持续产量"原则。

　　（2）根据产品质量及植物单位面积产量或动物养殖数量，并参考传统采收经验等因素确定适宜的采收时间（包括采收期、采收年限）和方法。

　　（3）采收机械、器具应保持清洁、无污染，存放在无虫鼠害和禽畜的干燥场所；加工场地清洁、通风，具有遮阳、防雨和防鼠、虫及禽畜的设施。

　　（4）药用部分采收后，经过拣选、清洗、切制或修整等适宜的加工，需干燥的应采用适宜的方法和技术迅速干燥,并控制温度和湿度,使中药材不受污染,有效成分不被破坏。

(5)道地药材的加工,应按传统方法进行加工。

 知识链接

"道地药材"与"最大持续产量"

"道地药材"是指一定的药用生物品种在特定环境和气候等因素作用下,形成的产地适宜、品质优良、炮制考究、疗效好、带有地域特点的药材。如产于浙江的贝母,叫浙贝母,长于清肺祛痰;而产于四川的贝母,叫川贝母,长于润肺止咳。人们常常赞誉的道地药材还有如甘肃的当归,宁夏的枸杞子,四川的黄连,内蒙古的甘草,吉林的人参,河南怀庆的牛膝、地黄、山药、菊花等。

"最大持续产量",即不危害生态环境,可持续生产(采收)的最大产量。野生或半野生药用动植物的采集应坚持"最大持续产量"原则,有计划地进行野生抚育、轮采与封育,以利生物的繁衍与资源的更新。

5. 对包装、运输与贮藏的要求

(1)包装:包装应按标准操作规程操作,并有批包装记录,注明品名、规格、产地、批号、包装日期、生产单位等,并附有质量合格的标志。毒性、麻醉性、贵细药材应使用特殊包装,并应贴上相应的标记。

(2)运输:药材批量运输时,不应与其他有毒、有害、易串味物质混装。保持运载容器的干燥。

(3)储藏:应通风、干燥、避光,并具有防鼠、虫、禽畜的措施。药材应存放在货架上,与墙壁保持足够距离,防止虫蛀、霉变、腐烂、泛油等现象发生。

6. 对质量管理的要求 生产企业应设质量管理部门,对中药材生产全过程进行监督管理和质量监控。在药材包装前,应按中药材国家标准或经审核批准的中药材标准对每批药材进行检验,不合格的中药材不得出场和销售。

7. 对人员和设备的要求

(1)人员要求:中药材生产企业的技术负责人、质量管理部门负责人以及生产的人员和田间工作的人员应有相关专业的学历和生产管理经验。

(2)设备要求:生产企业生产和检验用的仪器、仪表、量具、衡器等其适用范围和精密度应符合生产和检验的要求,有明显的状态标志,并定期校验。

8. 对文件管理的要求 生产企业应有生产管理、质量管理等标准操作规程。每种中药材的生产全过程均应详细记录,必要时可附照片或图像。所有原始记录、生产计划及执行情况、合同及协议书等均应存档,至少保存5年,并有专人保管。

(二)中药材生产质量管理规范认证

为了规范中药材 GAP 认证工作,原国家食品药品监督管理局于 2003 年 9 月 19 日发布了《中药材生产质量管理规范认证管理办法(试行)》和《中药材 GAP 认证检查评定标准(试行)》。从 2003 年 11 月 1 日起正式受理中药材 GAP 的认证申请并组织开展认证试点工作。截至 2014 年 5 月,全国共有 150 家企业通过了中药材 GAP 认证。

1. 中药材 GAP 认证管理机构 国家食品药品监督管理总局负责中药材 GAP 认证工作。

2. 中药材 GAP 认证的申请与审批　申请中药材 GAP 认证的中药材生产企业,经审核合格,由国家食品药品监督管理局发给《中药材 GAP 证书》,有效期一般为 5 年。

3. 法律责任　取得《中药材 GAP 证书》的企业,如发生重大质量问题或者未按照中药材 GAP 组织生产的,国家食品药品监督管理局将予以警告,并责令改正;情节严重的,将吊销其《中药材 GAP 证书》。中药材生产企业终止生产中药材或者关闭的,由国家食品药品监督管理局收回《中药材 GAP 证书》。

三、中药材的经营管理

(一)中药材市场管理

中药材专业市场是指经国家中医药管理局、国家卫生和计划生育委员会和国家工商行政管理局批准,并在工商行政管理部门核准登记的专门经营中药材的集贸市场。

1. 国家禁止设立除中药材专业市场以外的其他药品集贸市场。

2. 禁止在中药材专业市场内出售国家规定限制销售的中药材和中成药、中药饮片、化学原料药及其制剂、抗生素、生化药品、放射性药品、血清疫苗、血液制品和诊断药品等。

在中药材专业市场内国家规定限制销售的中药材包括:罂粟壳、28 种毒性中药材品种、42 种国家重点保护的野生动植物药材品种。

(二)城乡集市贸易市场出售中药材的规定

1. 除国务院另有规定的外,城乡集市贸易市场可以出售中药材,一般指当地农民自产、自灸、自销的地产中药材。

2. 城乡集市贸易市场不得出售中药材以外的药品,但持有《药品经营许可证》的药品零售企业在规定的范围内可以在城乡集市贸易市场设点出售中药材以外的药品。

> **点滴积累**
>
> 1. 中药主要包括中药材、中药饮片、中成药。
> 2. 中药材 GAP 的原则,坚持"最大持续产量"原则,实现资源的可持续利用。
> 3. 中药材 GAP 认证的有效期一般为 5 年。

第二节　中药饮片和中药品种保护

一、中药饮片质量管理

2010 年版的《中国药典》首次明确了:中药饮片是指药材经过炮制后直接用于中医临床或制剂生产使用的处方药品。中药饮片是国家基本药物目录品种,质量优劣直接关系到中医医疗效果,必须加强对中药饮片的监督管理。

(一)中药饮片生产的管理

1. 中药饮片生产企业必须持有《药品生产许可证》、《药品 GMP 证书》。

2. 必须以中药材为起始原料,使用符合药用标准的中药材,并应尽量固定药材产地。

3. 必须按照国家药品标准炮制,国家药品标准没有规定的,必须按照省、自治区、直辖市人民政府药品监督管理部门制定的炮制规范或标准炮制。

4. 严禁生产企业外购中药饮片半成品或成品进行分包装或改换包装标签等行为。

（二）中药饮片经营的管理

1. 中药饮片经营企业必须持有《药品经营许可证》、《药品 GSP 证书》，必须从持有《药品 GMP 证书》的生产企业或持有《药品 GSP 证书》的经营企业采购。

2. 严禁经营企业从事饮片分包装、改换标签等活动。

3. 严禁从中药材市场或其他不具备饮片生产经营资质的单位或个人采购中药饮片。

（三）医疗机构中药饮片

1. 采购 严禁医疗机构从中药材市场或其他没有资质的单位和个人，违法采购中药饮片调剂使用。

2. 加工 医疗机构如加工少量自用特殊规格饮片，应将品种、数量、加工理由和特殊性等情况向所在地市级以上食品药品监管部门备案。

3. 使用 医疗机构必须按照《医院中药饮片管理规范》的规定使用中药饮片，保证在储存、运输、调剂过程中的饮片质量。

二、中药品种保护

为提高中药品种的质量，保护中药生产企业的合法权益，促进中药事业的发展，1992 年 10 月 14 日，国务院颁发了《中药品种保护条例》。

（一）中药保护品种的管理机构

国家药品监督管理部门负责全国中药品种保护的监督管理工作。国家中医药管理局协同管理全国中药品种的保护工作。经批注保护的中药品种，由国家药品监督管理部门发给《中药保护品种证书》，并在指定的专业媒体上进行公告。

（二）中药保护品种的等级划分

《中药品种保护条例》对受保护的中药品种划分为一级和二级进行管理。

1. 中药一级保护品种

（1）申请一级保护品种的应符合下列条件之一：①对特定疾病有特殊疗效的；②相当于国家一级保护野生药材物种的人工制成品；③用于预防和治疗特殊疾病的。

（2）保护期限：分别为 30 年、20 年、10 年。

（3）保护措施：①中药一级保护品种的处方组成、工艺制法，在保护期限内由获得《中药保护品种证书》的生产企业和有关的药品监督管理部门、单位和个人负责保密，不得公开；②向国外转让中药一级保护品种的处方组成、工艺制法，应按照保密规定办理。

2. 中药二级保护品种

（1）申请二级保护品种的应符合下列条件之一：①符合上述一级保护的品种或者已经解除一级保护的品种；②对特定疾病有显著疗效的；③从天然药物中提取的有效物质及特殊制剂。

（2）保护期限：中药二级保护品种的保护期限为 7 年；期满后可以延长 7 年。

（三）法律责任

1. 将一级保护品种的处方组成、工艺制法泄密者，对其责任人员，由所在单位或上级机关给予行政处分，构成犯罪的，追究刑事责任。

2. 擅自仿制和生产中药保护品种的，由县级以上药品监督管理部门以生产假药依法论处。

三、野生药材资源保护管理

为保护和合理利用野生药材资源,适应人民医疗保健事业的需要,我国自 1987 年 12 月 1 日起施行了《野生药材资源保护管理条例》。规定国家对野生药材资源实行保护,采猎相结合的原则,并创造条件开展人工种养。

(一)国家重点保护的野生药材物种的分级与名录

国家重点保护的野生药材物种名录共收载野生药材物种 76 种,中药材 42 种,分为三级管理。

1. 一级保护野生药材物种　是指濒临灭绝状态的稀有珍贵野生药材物种。包括野生药材物种 4 种,中药材 4 种。

2. 二级保护野生药材物种　是指分布区域缩小,资源处于衰竭状态的重要野生药材物种。包括野生药材物种 27 种,中药材 17 种。

3. 三级保护野生药材物种　是指资源严重减少的主要常用野生药材物种。包括野生药材物种 45 种,中药材 22 种。

知识链接

一、二、三级保护野生药材物种名称

一级:虎骨(已禁用)、豹骨、羚羊角、鹿茸(梅花鹿)。

二级:鹿茸(马鹿)、麝香(3 个品种)、熊胆(2 个品种)、穿山甲、蟾酥(2 个品种)、蛤蟆油、金钱白花蛇、乌梢蛇、蕲蛇、蛤蚧、甘草(3 个品种)、黄连(3 个品种)、人参、杜仲、厚朴(2 个品种)、黄柏(2 个品种)、血竭。

三级:川贝母(4 个品种)、伊贝母(2 个品种)、刺五加、黄芩、天冬、猪苓、龙胆(4 品种)、防风、远志(2 个品种)、胡黄连、肉苁蓉、秦艽(4 品种)、细辛(3 个品种)、紫草、五味子(2 个品种)、蔓荆子(2 个品种)、诃子(2 个品种)、山茱萸、石斛(5 个品种)、阿魏(2 个品种)、连翘(2 个品种)、羌活(2 个品种)。

(二)野生药材资源的保护措施

国家各级药品监督管理部门负责野生药材资源保护的监督管理工作。

1. 一级保护野生药材物种的管理　禁止采猎一级保护野生药材物种。一级保护野生药材物种属于自然淘汰的,其药用部分由各级药材公司负责经营管理,但不得出口。

2. 二、三级保护野生药材物种的管理　①采猎、收购二、三级保护野生药材物种须按批准计划执行;②采猎者须持采药证,需采伐或狩猎的,须申请采伐证或狩猎证;③不得在禁止采猎区(期)采猎二、三级保护野生药材物种,并不得使用禁用工具采猎;④二、三级保护野生药材物种属国家计划管理的品种,由中国药材公司统一经营管理,其余由产地县药材公司或其委托单位按计划收购;⑤二、三级保护野生药材物种的药用部分,实行限量出口。

(三)法律责任

违反野生药材物种保护规定的,由有关部门没收其非法采猎的野生药材及使用工具、违法所得,并处以罚款;破坏野生药材资源情节严重,构成犯罪的,由司法机关依法追究刑事责任。

点滴积累

1. 中药饮片是指药材经过炮制后直接用于中医临床或制剂生产使用的处方药品。
2. 中药饮片必须按照国家药品标准炮制，国家药品标准没有规定的，必须按照省、自治区、直辖市人民政府药品监督管理部门制定的炮制规范或标准炮制。
3. 中药一级保护品种的保护期限分别为30年、20年、10年，中药二级保护品种的保护期限为7年。
4. 国家禁止采猎一级保护野生药材物种，其药用部分由各级药材公司负责经营管理，但不得出口。二、三级保护野生药材物种的药用部分，实行限量出口。

目标检测

一、单项选择题

（一）A型题

1. 国家对野生药材资源实行（　　）
   A. 严禁采猎的原则　　　　　　　　　B. 限量采猎的原则
   C. 保护和采猎相结合的原则　　　　　D. 保护与鼓励人工种养相结合的原则
   E. 有计划采猎的原则

2. 采猎二、三级保护野生药材物种必须首先取得（　　）
   A. 采药证　　　　　　B. 采伐证　　　　　　C. 许可证
   D. 狩猎证　　　　　　E. 合格证

3. 中药二级保护品种的保护期限是（　　）
   A. 3年　　　　　　　B. 5年　　　　　　　C. 7年
   D. 10年　　　　　　 E. 20年

4. GAP的核心是规范中药材生产过程（　　）
   A. 保证药材的质量稳定、可控　　　　B. 保证药材的质量和疗效
   C. 保证药材安全、有效　　　　　　　D. 保证药材安全、有效、质量稳定
   E. 保证药材的质量和有效

5. 我国《中药材GAP证书》有效期一般为（　　）
   A. 3年　　　　　　　B. 5年　　　　　　　C. 7年
   D. 10年　　　　　　 E. 20年

（二）B型题

[6～10]
   A. 羚羊角　　　　　　B. 黄芩　　　　　　　C. 天麻
   D. 丹参　　　　　　　E. 甘草

6. 禁止采猎的野生药材物种是（　　）

7. 濒临灭绝状态的稀有珍贵野生药材是（　　）

8. 分布区域缩小、资源处于衰竭状态的野生药材是（　　）

9. 资源严重减少的野生药材是（　　）

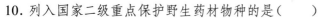

10. 列入国家二级重点保护野生药材物种的是（   ）

二、多项选择题

1. 以下（   ）可以申请中药品种一级保护。

    A. 对特定疾病有显著疗效的

    B. 相当于国家一级保护野生药材物种的人工制成品

    C. 用于治疗特殊疾病的

    D. 用于预防特殊疾病的

    E. 已申请专利的中药品种

2. 国家制定《中药品种保护条例》的目的是（   ）

    A. 提高中药品种保护的质量   B. 提高中药品种的质量、增加中药数量

    C. 保护和合理利用中药资源   D. 促进中药事业的发展

    E. 保护中药生产企业的合法权益

3. 我国《中药品种保护条例》适用于中国境内生产制造的（   ）

    A. 中成药   B. 中药人工制成品

    C. 中药饮片   D. 天然药物的提取物及其制剂

    E. 中药材

三、简答题

1. 简述我国 GAP 对中药材采收与初加工的要求。

2. 我国对中药保护品种采取哪些措施？

（张　泉）

第九章　执业药师管理法律制度

 学习目标

1. 掌握执业药师的概念、执业药师的职责。
2. 熟悉执业药师考试、注册管理、继续教育规定,违反执业药师有关规定的处罚。
3. 了解执业药师与药师区别、执业药师管理的立法。
4. 学会运用我国执业药师的相关规定来规划自己未来的职业生涯。
5. 具备依法从事药事活动的意识。

 导学情景

情景描述:

小王的父亲在某医院药剂科上班,通过考试获取了执业药师证书,该证书暂未注册,现有某药店正筹备申请GSP认证,急需一名质量负责人,药店老板准备借用小王父亲的执业药师证,用该证作为药店质量负责人执业资格,且答应小王的父亲平时不用去药店上班,只需要在药监局检查的时候去应付下,并给予每月1000元报酬。面对这样的"好事",小王的父亲却拒绝了。

学前导语:

执业药师应以专业药学知识、技能和职业道德,依法尽心尽职为患者及公众提供药品和药学服务。执业药师目前需在职在岗工作,不得兼职。本章将带领大家一起学习执业药师管理的相关法律规定。

第一节　执业药师管理法律制度概述

一、我国执业药师管理制度的建立

为了实行对药学技术人员的职业准入控制,科学、公正、客观地评价和选拔人才,全面提高药学技术人员的素质,建设一支既有专业知识和实际能力,又有药事管理和法规知识、能严格依法执业的药师队伍,以确保药品质量、保障人们用药安全有效,我国于1994年开始实施执业药师制度。

（一）我国执业药师管理的法制建设

1994年3月，原国家人事部和国家医药管理局联合颁布了《执业药师资格制度暂行规定》，1995年7月，原国家人事部和国家中医药管理局联合颁布了《执业中药师资格制度暂行规定》，从此我国开始实施执业药师资格制度。并于1995年10月举行了首次执业药师考试。

1999年，原人事部与原国家药品监督管理局在总结执业药师、执业中药师资格制度实施情况的基础上，重新修订了《执业药师资格制度暂行规定》、《执业药师资格考试实施办法》；2000年，原国家药品监督管理局颁布了《执业药师注册管理暂行办法》；2003年，原国家食品药品监督管理局修订了《执业药师继续教育暂行管理办法》。

（二）国家对执业药师配备的相关规定

1. 凡从事药品生产、经营、使用的单位均应配备相应的执业药师，并以此作为开办药品生产、经营、使用单位的必备条件之一。（《执业药师资格制度暂行规定》）

2. 经营处方药、甲类非处方药的药品零售企业，应当配备执业药师或者其他依法经资格认定的药学技术人员。（《药品管理法实施条例》）

3. 完善执业药师资格制度，零售药店必须按规定配备执业药师。（《医药卫生体制改革近期重点实施方案（2009—2011年）》）

4. 加大执业药师配备使用力度，自2012年开始，新开办的零售药店必须配备执业药师；到"十二五"末，所有零售药店法人或主要管理者必须具备执业药师资格，所有零售药店和医院药房营业时有执业药师指导合理用药，逾期达不到要求的，取消售药资格。（《国家药品安全"十二五"规划》）

5. 药品经营企业负责人、企业质量负责人均需具备执业药师资格。（《药品经营质量管理规范》）

二、执业药师概念

（一）药师与执业药师

1. 药师　药师是指受过高等药学教育或在医疗预防机构、药事机构和制药企业从事药品调剂、制备、检定和生产等工作并经卫生部门审查合格的高级药学人员。

2. 执业药师　是指经全国统一考试合格，取得《执业药师资格证书》并经注册登记，在药品生产、经营、使用单位中执业的药学技术人员。

 知识链接

药师的类别

1. 根据所学专业分为西药师、中药师、临床药师；
2. 根据职称分为药师、主管药师、副主任药师、主任药师；
3. 根据是否依法注册分为执业药师、药师。

 知识链接

药师与执业药师的区别

1. 管理机构不同，药师属于原国家卫生部和原国家人事部共同组织的医院药师体系，是专业技术职称；执业药师属于原国家食品药品监督管理局和原国家人事部共同组织的执业药师体系，是执业资格范畴。

2. 使用范围不同,药师目前大多就职在医疗机构,而执业药师多在药品企业就业。

3. 考试科目不同,药师体系中的高级职称需要通过考试、评审结合来取得。

(二)执业药师资格制度性质

执业药师是我国对医药生产和经营领域中的药学技术人员实行职业准入控制制度的产物,它是一种职业资格,对特定的技术人员实施资格准入制度已成为各国日益普遍的做法,为确保医药产品和药学服务的质量,世界各国对医药行业中的药学工作岗位从业人员都有相应的资格要求,越来越多的国家对药学从业人员实施严格的资格准入制度。

三、执业药师的职责

1. 执业药师必须遵守职业道德,忠于职守,以对药品质量负责,保证人民用药安全有效为基本准则。

2. 执业药师必须严格执行《药品管理法》及相关法规、政策,对违法行为或决定,有责任提出劝告制止、拒绝执行或向上级报告。

3. 执业药师在执业范围内负责对药品质量的监督和管理,参与制定、实施药品全面质量管理及对本单位违反规定的处理。

4. 执业药师负责处方的审核及监督调配,提供用药咨询与信息,指导合理用药,开展药物治疗的监测及药品疗效的评价等临床药学工作。

点滴积累

1. 我国实行执业药师制度。

2. 执业药师是指经全国统一考试合格,取得《执业药师资格证书》并经注册登记,在药品生产、经营、使用单位中执业的药学技术人员。

第二节 执业药师的管理

一、执业药师资格考试管理

执业药师资格考试属于职业资格准入考试,实行全国统一大纲、统一命题、统一组织的考试制度。一般每年举行一次。凡经过考试成绩合格者,国家发给《执业药师资格证书》,表明其具备执业药师的学识、技术和能力,该证书在全国范围内有效。每年一般6月份报名,10月份考试。国家食品药品监督管理总局负责建立题库及命题,人力资源和社会保障部负责组织考试。

 知识链接

取得执业药师资格可视为具有主管药师技术水平

《执业药师资格制度管理制度暂行管理规定》第32条规定:"通过全国统一考试取得执业药师资格证书的人员,单位根据工作需要可聘任主管药师或主管中药师专业技术职务。"但具有主管药师职称资格不能视为具有执业药师资格。

（一）申请参加考试的条件

凡中华人民共和国公民和获准在我国境内就业的其他国籍的人员符合规定条件者,均可申请参加执业药师资格考试。

1．专业要求 必须接受过药学、中药学或相关专业的教育。相关专业是指化学专业、医学专业、生物学专业。

2．学历及工作年限要求

（1）取得中专学历的人员要求从事药学或中药学专业工作满七年；

（2）取得大专学历的人员要求从事药学或中药学专业工作满五年；

（3）取得大学本科学历的人员要求从事药学或中药学专业工作满三年；

（4）取得第二学士学位、研究生班结业或取得硕士学位的人员要求从事药学或中药学专业工作满一年；

（5）取得博士学位的人员要求可直接参加考试。

（二）考试科目

药学（或中药学）专业知识（一）、药学（或中药学）专业知识（二）、药事管理与法规、综合知识与技能4个科目（表9-1）。

表9-1 执业药师资格考试科目表

类别	分类考科目	共考科目
药学类	药学专业知识（一）（含药理学部分和药物分析部分）、药学专业知识（二）（含药剂学部分和药物化学部分）、药学综合知识与技能	药事管理与法规
中药学类	中药学专业知识（一）（含中药学部分和中药药剂学部分）、中药学专业知识（二）（含中药鉴定学和中药化学部分）、中药学综合知识与技能	

各科目成绩有效期为两个考试年度,参加全部科目考试的人员须在连续两个考试年度内通过全部科目的考试。

按照国家有关规定评聘为高级专业技术职务,并具备"中药学徒、药学或中药学专业中专毕业,连续从事药学或中药学专业工作满20年。"或"取得药学、中药学专业或相关专业大专以上学历,连续从事药学或中药学专业工作满15年。"可免试药学（或中药学）专业知识（一）、药学（或中药学）专业知识（二）两个科目,只参加药事管理与法规、综合知识与技能两个科目的考试。

 知识链接

2013年执业药师考试情况通报

根据国家食品药品监督管理总局与人力资源和社会保障部共同确定的考试合格标准（各科目均为60分）,以及人力资源和社会保障部人事考试中心提供的数据,2013年全国执业药师资格考试报考人数为402 359人,实际参考人数为329 886人,参考率为81.99%；合格人数为51 865人,合格率为15.72%。

2013年参加四科考试人数为325 077人,合格人数为49 450人,合格率为15.21%；参加两科考试人数为4809人,合格人数为2415人,合格率为50.22%。考试合格人员中,药学类合格人数为 32 285 人,中药学类合格人数为 19 580 人。截止到 2013 年 12 月底,全国累计有 277 940 人取得执业药师资格。

二、执业药师注册制度

执业药师实行注册制度。取得《执业药师资格证书》者,只有经过注册获得《执业药师注册证》后,才能按照注册的执业类别、执业范围从事相应的执业活动;未经注册者,不得以执业药师身份执业。

(一)注册管理部门

国务院药品监督管理部门为全国执业药师注册管理机构,省级药品监督管理部门为本辖区执业药师注册机构。

(二)申请注册

1. 申请人必须同时具备条件

(1)取得《执业药师资格证书》;

(2)遵纪守法,遵守职业道德;

(3)身体健康,能坚持在执业药师岗位工作;

(4)经执业单位同意。

2. 有下列情况之一者不予注册

(1)不具有完全民事行为的;

(2)因受刑事处罚,自处罚执行完毕之日到申请之日不满两年的;

(3)受过取消执业药师资格处分不满两年的;

(4)国家规定不宜从事执业药师业务的其他情形的。

(三)注册期限

执业药师注册有效期为三年。持证者须在有效期满前三个月到原执业药师注册机构申请办理再次注册手续。超过期限,不办理再次注册手续的人员,其《执业药师注册证》自动失效,并不能再以执业药师身份执业。

(四)注册范围

执业药师按照执业类别、执业范围、执业地区注册。执业类别分为药学类、中药类、药学与中药学类;执业范围分为药品生产、药品经营、药品使用;执业地区为省、自治区、直辖市。执业药师只能在一个执业药师注册机构注册,在一个执业单位按注册的执业类别、执业范围执业。执业药师变更执业地区、执业范围应及时办理变更注册手续。

案例分析

案例

老张是某国有医药公司质量负责人、注册执业药师,注册时间为 2010 年 12 月 30 日,老张于 2012 年 6 月因收受药厂贿赂被法院判刑 2 年,2014 年 7 月刑满释放后在另一家医药公司就职。因受到刑事处罚,原来执业药师证被注销注册,老张于是 2014 年 9 月向当地食品药品监督管理部门申请执业药师注册,但是食品药品监督管理部门驳回了老张的申请。

> **分析**
>
> 《执业药师注册管理暂行办法》规定因受刑事处罚，自处罚执行完毕之日到申请之日不满2年的，不予以注册。故老张只有到2016年7月才能重新申请执业药师注册。

（五）注销注册

有下列情况之一的，予以注销注册：

(1) 死亡或被宣告失踪的；

(2) 受刑事处罚的；

(3) 被吊销《执业药师资格证书》的；

(4) 受开除行政处分的；

(5) 因健康或其他原因不能从事执业药师业务的。

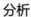 **课堂互动**

议一议：导学情景中小王的父亲如果把自己的证借给药店，这种行为违反了什么规定？

三、执业药师的继续教育

为了使执业药师始终能以较高的专业水平为人们健康服务，《执业药师资格制度暂行规定》明确将执业药师继续教育纳入法制化管理范畴，规定执业药师必须接受继续教育。

执业药师继续教育，是以提高业务水平和素质为目的的各种教育和训练活动。执业药师继续教育实行学分制、项目制和登记制度。执业药师每年参加继续教育不得少于15学分，注册期3年内累计不少于45学分。继续教育项目分为指定、指导和自修等3类，包括：培训、研修、学术会议、学术讲座、专题研讨会、专题调研和考察、撰写论文和专著等。执业药师继续教育由各省级药品监督管理部门组织实施，由批准的执业药师培训机构承担。执业药师接受继续教育经考核合格后，由培训机构在《执业药师继续教育登记证书》上登记盖章，以此作为再次注册的依据。

四、执业药师的法律责任

（一）行政责任

1. 对未按规定配备执业药师的单位，应限期配备，逾期将追究单位负责人的责任。

2. 对已在需由执业药师担任的岗位工作，但尚未通过执业药师资格考试的人员，要进行强化培训，限期达到要求。对经过培训仍不能通过执业药师资格考试者，必须调离岗位。

3. 对涂改、伪造或以虚假和不正当手段获取《执业药师资格证书》或《执业药师注册证》的人员，发证机构应收回证书，取消其执业药师资格，注销注册。并对直接责任者根据有关规定给予行政处分，直至送交有关部门追究法律责任。

4. 对执业药师违反本规定有关条款的，所在单位须如实上报，由药品监督管理部门根据情况给予处分。注册机构对执业药师所受处分，应及时记录在其《执业药师资格证书》中的备注《执业情况记录》栏内。

（二）刑事责任

执业药师在执业期间违反《药品管理法》及其他法律法规构成犯罪的，由司法机关依法追究其刑事责任。

点滴积累

1. 执业药师考试科目为：药学（或中药学）专业知识（一）、药学（或中药学）专业知识（二）、药事管理与法规、综合知识与技能4个科目。
2. 执业药师注册有效期为3年，有效期满前3个月，持证者须到原注册机构申请办理再次注册。

目标检测

一、单项选择题

（一）A型题

1. 制定《执业药师资格制度暂行规定》的依据是（　　）
    A. 《中华人民共和国宪法》　　　　　B. 《中华人民共和国药品管理法》
    C. 《中华人民共和国执业医师法》　　D. 《中华人民共和国执业药师法》
    E. 《中华人民共和国消费者权益保护法》

2. 获得执业药师的条件（　　）
    A. 参加执业药师资格考试，成绩合格
    B. 在药品科研、教学单位工作
    C. 药学或相关专业毕业
    D. 获得《执业药师资格证书》并经注册登记
    E. 无须身体条件的要求

3. 注销执业药师的情况正确的是（　　）
    A. 取得《执业药师资格证书》并已注销
    B. 受到表彰和奖励
    C. 受到刑事处罚
    D. 身体健康，能坚持在执业药师岗位工作
    E. 取得《执业药师继续教育登记证书》

4. 下列哪种情况需办理执业药师变更注册手续（　　）
    A. 变更执业地区和执业范围　　　　B. 变更执业类别
    C. 变更执业单位　　　　　　　　　D. 变更执业身份
    E. 变更执业时间

（二）B型题

[5～8]
    A. 一年　　　　　　　　B. 二年　　　　　　　　C. 三年
    D. 五年　　　　　　　　E. 七年

5.（　　）药学或中药学专业中专学历，从事专业工作最少满几年可以参加执业药师资格考试

6.（　　）药学或中药学专业大专学历，从事专业工作最少满几年可以参加执业药师资格考试

7.（   ）药学或中药学专业本科学历，从事专业工作最少满几年可以参加执业药师资格考试

8.（   ）药学或中药学专业硕士学历，从事专业工作最少满几年可以参加执业药师资格考试

二、多项选择题

1. 必须配备执业药师的单位有（   ）

    A. 药品科研单位   B. 药学教育单位   C. 药品生产单位

    D. 药品经营单位   E. 药品使用单位

2. 参加执业药师资格考试者，必须（   ）

    A. 取得药学、中药学或相关专业中专学历，从事药学或中药学专业工作满七年

    B. 取得药学、中药学或相关专业大专学历，从事药学或中药学专业工作满五年

    C. 取得药学、中药学或相关专业大学本科学历，从事药学或中药学专业工作满三年

    D. 取得药学、中药学或相关专业第二学士学位，研究生班毕业或硕士学位，从事药学或中药学专业工作满一年

    E. 取得药学、中药学或相关专业博士学位

3. 执业药师基本准则（   ）

    A. 遵守职业道德，忠于职守

    B. 对药品质量负责，保证人民用药安全有效

    C. 监督管理执业范围内药品质量

    D. 严格执行《药品管理法》及有关法规

    E. 劝告、制止、拒绝执行违反《药品管理法》及有关法规的行为和决定

三、简答题

1. 简述执业药师概念。

2. 简述执业药师执业规则。

3. 简述执业药师注册程序。

（李　明）

第十章 其他卫生法律制度

学习目标

1. 掌握医疗器械、保健食品、化妆品的概念。
2. 熟悉医疗器械管理的基本内容、保健食品申请与审批和化妆品的卫生要求。
3. 了解医疗器械管理的目的及分类、化妆品生产与经营的卫生监督、进口医疗器械与进口保健食品、进口化妆品的管理规定。
4. 学会运用法律知识分析和解决实际问题。
5. 具有依法从事医疗器械、保健食品、化妆品相关工作的意识。

导学情景

情景描述：

61岁的周某被一所"免费体验中心"吸引。来到店里，店员为其进行了热情讲解和免费体验活动。连续10多天的免费体验后，周某对这里的服务非常满意，于是拿辛苦积攒的退休金18 000元买了一台头部治疗仪。但买回家使用体验过一段时间以后，发现中风造成的左腿僵硬不仅没好转，而且病情还加重了，于是进行了投诉。得知消息后该体验中心没做任何处理，迅速关门走人。

学前导语：

提起医疗器械，每个人并不陌生。小到口罩、一次性使用输液器，大到B超、磁共振成像系统等，都统称为医疗器械，它与大家的健康息息相关。如何监管才能保障安全？带着这些问题，我们一起进入医疗器械管理管理法律规定的学习。

第一节 医疗器械管理法律规定

一、医疗器械的概念及分类

（一）医疗器械的概念

医疗器械是指直接或者间接用于人体的仪器、设备、器具、体外诊断试剂及校准物、材料以及其他类似或者相关的物品，包括所需要的计算机软件。

医疗器械使用的目的：①疾病的诊断、预防、监护、治疗或者缓解；②损伤的诊断、监护、治疗、缓解或者功能补偿；③生理结构或者生理过程的检验、替代、调节或者支持；④生命的支持或者维持；⑤妊娠控制；⑥通过对来自人体的样本进行检查，为医疗或者诊断目的提供信息。其对于人体的效用主要通过物理等方式获得，不是通过药理学、免疫学或者代谢的方式获得，或者虽然有这些方式参与但是只起辅助作用。

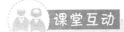

课堂互动

议一议：隐形眼镜属于医疗器械吗？

（二）医疗器械的分类

国家对医疗器械按照风险程度实行分类管理。

第一类：指风险程度低，实行常规管理可以保证其安全、有效的医疗器械。

第二类：指具有中度风险，需要严格控制管理以保证其安全、有效的医疗器械。

第三类：指具有较高风险，需要采取特别措施严格控制管理以保证其安全、有效的医疗器械。

评价医疗器械风险程度，应当考虑医疗器械的预期目的、结构特征、使用方法等因素。

知识链接

《医疗器械监督管理条例》的立法

2000年1月4日国务院发布了《医疗器械监督管理条例》，同年4月1日起施行。这是我国第一个关于医疗器械监督管理的行政法规。

2014年2月12日国务院公布了修订后的《医疗器械监督管理条例》，自2014年6月1日起施行。

二、医疗器械的管理和监督

（一）医疗器械产品注册与备案

1. 医疗器械监督管理机构　医疗器械的管理机关是食品药品监督管理局。

2. 备案管理　国家对第一类医疗器械实行产品备案管理。

3. 注册管理　国家对第二类、第三类医疗器械实行产品注册管理。

医疗器械注册证有效期为5年。有效期届满需要延续注册的，应当在有效期届满6个月前向原注册部门提出延续注册的申请。

4. 临床试验要求　第一类医疗器械产品备案，不需要进行临床试验；申请第二类、第三类医疗器械产品注册，应当进行临床试验，但国务院食品药品监督管理部门公布可以免于进行临床试验的医疗器械除外。

（二）医疗器械的生产管理

1. 许可管理　企业生产医疗器械，应向所在地设区的市级以上人民政府食品药品监督管理部门备案或申请，经审核符合规定条件的，准予许可并发给医疗器械生产许可证。

医疗器械生产许可证有效期为5年。有效期届满需要延续的，依照有关行政许可的法律规定办理延续手续。

2. 名称管理　医疗器械应当使用符合国家医疗器械命名规则的通用名称，而且应当有与经注册或者备案的相关内容一致的说明书、标签。

由消费者个人自行使用的医疗器械还应当具有安全使用的特别说明。第二类、第三类医疗器械还应当标明医疗器械注册证编号和医疗器械注册人的名称、地址及联系方式。

3.质量管理 医疗器械生产企业应严格按照医疗器械生产质量管理规范的要求和经注册或者备案的产品技术要求组织生产，保证出厂的医疗器械符合强制性标准以及经注册或者备案的产品技术要求。委托生产医疗器械，由委托方对所委托生产的医疗器械质量负责，但具有高风险的植入性医疗器械不得委托生产。

（三）医疗器械的经营与使用管理

1.经营许可管理 医疗器械经营企业，应向所在地设区的市级以上人民政府食品药品监督管理部门备案或申请，经审核符合规定条件的，准予许可并发给医疗器械经营许可证。

医疗器械经营许可证有效期为5年。有效期届满需要延续的，依照有关行政许可的法律规定办理延续手续。

2.使用管理 医疗器械使用单位对重复使用的医疗器械，应当按照国家制定的消毒和管理规定进行处理。①一次性使用的医疗器械不得重复使用，对使用过的应当按照国家有关规定销毁并记录；②对使用期限长的大型医疗器械，应当逐台建立使用档案，记录其使用、维护、转让、实际使用时间等事项。记录保存期限不得少于医疗器械规定使用期限终止后5年。

（四）医疗器械的广告与召回管理

1.广告管理 医疗器械广告应当经省、自治区、直辖市人民政府食品药品监督管理部门审查批准，并取得医疗器械广告批准文件方可发布。广告应当真实合法，不得含有虚假、夸大、误导性的内容。

2.召回管理 国家建立医疗器械不良事件监测制度。发现医疗器械不良事件或者可疑不良事件后，省级以上人民政府食品药品监督管理部门应及时对已注册的医疗器械组织开展再评价，再评价结果表明不能保证安全、有效的，由原发证部门注销医疗器械注册证，不得生产、进口、经营、使用，并由医疗器械生产企业负责召回已经上市销售的医疗器械，采取补救、销毁等措施。

（五）进口医疗器械的管理

1.备案与注册要求 由国务院食品药品监督管理部门负责受理。对符合安全、有效要求的，国务院食品药品监督管理部门准予注册并发给医疗器械注册证；对不符合要求的，不予注册并书面说明理由。

2.中文说明要求 进口的医疗器械应当有中文说明书、中文标签。说明书、标签应当符合我国规定以及相关强制性标准的要求，并在说明书中载明医疗器械的原产地以及代理人的名称、地址、联系方式。没有中文说明书、中文标签或者说明书、标签不符合我国规定的，不得进口。

3.检验要求 国家出入境检验检疫机构依法对进口的医疗器械实施检验。检验不合格的，不得进口。

 点滴积累

1.医疗器械，是指直接或者间接用于人体的仪器、设备、器具、体外诊断试剂及校准物、材料以及其他类似或者相关的物品，包括所需要的计算机软件。

2. 国家对第一类医疗器械实行产品备案管理,对第二类、第三类医疗器械实行产品注
   册管理,注册有效期为5年。
3. 医疗器械生产企业应取得医疗器械生产许可证方可生产。从事医疗器械经营活动
   的企业,应当取得医疗器械经营许可证。
4. 进口医疗器械由国务院食品药品监督管理部门负责备案和注册。

第二节 保健食品和化妆品管理法律规定

一、保健食品的管理

随着我国改革开放的深入和人民生活水平的提高,人们开始注重生活质量,保健品行业发展迅猛。为保证保健食品的质量,保障人体食用安全,规范保健食品的注册行为,原国家食品药品监督管理局于2005年4月30日公布了《保健食品注册管理办法(试行)》,2005年7月1日起施行。

(一)保健食品的概念与特征

1. 保健食品　保健食品是指具有特定保健功能或者以补充维生素、矿物质为目的的食品。即适宜于特定人群食用,具有调节机体功能,不以治疗疾病为目的,并且对人体不产生任何急性、亚急性或者慢性危害的食品。

2. 特征　①安全性,对人体不产生任何急性、亚急性或者慢性危害;②功能性,对特定人群有一定的调节作用,不能取代药物对患者的治疗作用。

> **课堂互动**
>
> 议一议:保健食品与食品、药品的主要区别有哪些?

(二)保健食品的注册管理

保健食品注册是指国家食品药品监督管理总局根据申请人的申请,依照法定程序、条件和要求,对申请注册的保健食品的安全性、有效性、质量可控性以及标签说明书内容等进行系统评价和审查,并决定是否准予其注册的审批过程,包括产品注册申请、变更申请、技术转让产品注册申请。

保健食品批准证书保健食品批准证书有效期为5年。有效期届满申请延长有效期的,申请人应当在有效期届满三个月前申请再注册。

(三)保健食品申请与审批的管理

保健食品申请包括国产保健食品注册申请和进口保健食品的注册申请。

1. 国产保健食品的注册申请　国家食品药品监督管理总局对符合要求的申请人,应当在80日内组织进行技术审评和行政审查,并作出审查决定。准予注册的,向申请人颁发《国产保健食品批准证书》。

> **知识链接**
>
> ### 保健食品批准文号的格式
>
> 国产保健食品批准文号格式为:国食健字G+4位年代号+4位顺序号
> 进口保健食品批准文号格式为:国食健字J+4位年代号+4位顺序号

2. 进口保健食品的注册申请 已在中国境外生产销售一年以上的保健食品拟在中国境内上市销售的需经注册申请，并取得《进口保健食品批准证书》。

（四）原料与辅料的规定

保健食品所使用的原料和辅料应当符合国家标准和卫生要求。无国家标准的，应当提供行业标准或者自行制定的质量标准，并提供与该原料和辅料相关的资料，而且应当对人体健康安全无害。有限量要求的物质，其用量不得超过国家有关规定。

（五）标签与说明书及命名的规定

保健食品说明书和标签内容应当包括产品名称、主要原（辅）料、功效成分/标志性成分及含量、保健功能、适宜人群、不适宜人群、食用量与食用方法、规格、保质期、贮藏方法和注意事项等。

保健食品的名称应当由品牌名、通用名、属性名三部分组成。品牌名可以采用产品的注册商标或其他名称；通用名应当准确、科学，不得使用已经批准注册的药品名称，不得使用明示或者暗示治疗作用以及夸大功能作用的文字。属性名应当表明产品的客观形态，其表述应规范、准确。

二、化妆品的管理

为了规范化妆品的生产、经营活动，保证化妆品的卫生质量和使用安全，保障消费者健康，1989 年 11 月，经国务院批准，原卫生部发布了《化妆品卫生监督条例》，这是我国第一部化妆品卫生监督管理的国家法规。此后，《化妆品卫生监督条例实施细则》、《化妆品生产企业卫生规范》等行政规章相继出台。2007 年 7 月 1 日起，原卫生部实施了《化妆品卫生规范（2007 年版）》，使中国化妆品标准与国际化标准接轨。

（一）化妆品的概念

化妆品是指以涂擦、喷洒或者其他类似的方法，散布于人体表面任何部位（皮肤、毛发、指甲、口唇等），以达到清洁、消除不良气味、护肤、美容和修饰目的的日用化学工业产品。

（二）化妆品卫生的法律规定

1. 一般要求 在正常以及合理的、可预见的使用条件下，化妆品不得对人体健康产生危害。

2. 原料的限制性要求

（1）禁用物质：是指不能作为化妆品生产原料即组分添加到化妆品中的物质。《化妆品卫生标准》中共有 1208 种（类）禁用物质。

（2）限用物质：是指有些刺激性、腐蚀性或其他毒性的物质，但在化妆品生产中还需作为化妆品组分使用。国家对每种原料在化妆品中的最大允许浓度、允许使用的范围及限制条件、标签上的必要说明等，作出了相应的规定，共有限用物质 73 种。规定 56 种（类）限用防腐剂和 28 中（类）限用防晒剂不得超过使用限量；规定限用 156 种（类）着色剂和暂时允许使用的 93 种（类）染发剂，可以用于化妆品生产，不得超越允许使用的范围和限制条件。

> **知识链接**
>
> **特殊用途化妆品**
>
> 特殊用途化妆品是指用于育发、染发、烫发、脱毛、美乳、健美、除臭、祛斑、防晒的化妆品。

3．卫生质量的要求

（1）微生物学质量要求：①眼部化妆品及口唇等黏膜用化妆品以及婴儿和儿童用化妆品菌落总数不得大于 500CFU/ml 或 500CFU/g，其他化妆品菌落总数不得大于 1000CFU/ml 或 1000CFU/g；②每克或每毫克产品中不得检出粪大肠菌群、铜绿假单胞菌和金黄色葡萄球菌；③化妆品中真菌和酵母菌总数不得大于 100CFU/ml 或 100CFU/g。

（2）化妆品中所含有毒物质的要求：汞＜1ppm；铅＜40ppm；砷＜10ppm；甲醇＜0.2%。

（3）化妆品的包装要求：化妆品的直接接触容器材料必须无毒，不得含有或释放可能对使用者造成伤害的有毒物质。

（三）化妆品生产的卫生监督

1．实行卫生许可证制度　国家对化妆品生产企业实行卫生许可证制度。企业必须持有《化妆品生产企业卫生许可证》才能从事化妆品生产。未取得《化妆品生产企业卫生许可证》的单位，不得从事化妆品生产。许可证采用统一编号，由省、自治区、直辖市卫生行政部门批准颁发，有效期四年，每 2 年复核 1 次。

生产特殊用途的化妆品，必须经国务院卫生行政部门批准。

2．质量管理　生产企业在化妆品投放市场前，必须按照国家《化妆品卫生标准》对产品进行卫生质量检验，对质量合格的产品应当附有合格标记。未经检验或者不符合卫生标准的产品不得出厂。

化妆品标签上应当注明产品名称、厂名，并注明生产企业卫生许可证编号；小包装或者说明书上应当注明生产日期和有效使用期限。化妆品标签、小包装或者说明书上不得注有适应证，不得宣传疗效，不得使用医疗术语。

（四）化妆品经营的卫生监督

1．不得销售的化妆品　化妆品经营单位和个人必须依法销售化妆品，不得销售下列化妆品：

（1）未取得《化妆品生产企业卫生许可证》的企业所生产的化妆品；

（2）无质量合格标记的化妆品；

（3）标签、小包装或者说明书不符合产品出厂规定的化妆品；

（4）未取得批准文号的特殊用途化妆品；

（5）超过使用期限的化妆品。

2．进口化妆品的管理

（1）首次进口的化妆品，进口单位必须提供该化妆品的说明书、质量标准、检验方法等有关资料和样品以及出口国（地区）批准生产的证明文件，经国务院卫生行政部门批准，方可签订进口合同；

（2）进口的化妆品，必须经国家商检部门检验，检验合格的，方准进口。

（3）个人自用进口的少量化妆品，按照海关规定办理进口手续。

（五）化妆品的广告宣传管理规定

化妆品广告内容必须真实、健康、科学、准确，不得以任何形式欺骗和误导消费者。化妆品广告不得有下列内容：

1．化妆品名称、制法、效用或者性能有虚假夸大的；

2．使用他人名义保证或以暗示方法使人误解其效用的；

3．宣传医疗作用的或者使用医疗术语的；

4. 有贬低同类产品内容的；

5. 使用最新创造、最新发明、纯天然制品、无副作用等绝对化语言的；

6. 有涉及化妆品性能或功能、销量等方面的数据的；

7. 违反其他法律、法规规定的。

 学以致用

工作场景

刘女士要给自己刚满 2 岁的儿子买化妆品。来到超市，她认真听取了营业员的介绍，并自己详细阅读化妆品标签，了解产品是否具有纯正温和对皮肤无刺激或较少刺激的属性。还向营业员要了同样的试用品在儿子耳后或手腕内侧等敏感处进行了涂抹，观察一段时间后，没有出现异常情况，才买回了家。

知识运用

化妆品的卫生质量和经营的卫生监督

 点滴积累

1. 保健食品指具有特定保健功能或者以补充维生素、矿物质为目的的食品。

2. 国家食品药品监督管理总局主管全国保健食品注册管理工作，负责对保健食品的审批。保健食品批准证书有效期为 5 年。

3. 化妆品是指以涂擦、喷洒或者其他类似的方法，散布于人体表面任何部位（皮肤、毛发、指甲、口唇等），以达到清洁、消除不良气味、护肤、美容和修饰目的的日用化学工业产品。化妆品必须使用安全，不得对使用部位产生明显刺激和损伤，且无感染性。

 目标检测

一、单项选择题

（一）A 型题

1. 国家对医疗器械分（　　）类进行管理

　　A. 2　　　　　　　　　　B. 3　　　　　　　　　　　　C. 4

　　D. 5　　　　　　　　　　E. 6

2. 医疗器械广告应当经（　　）人民政府食品药品监督管理部门审查批准。

　　A. 省、自治区、直辖市　　　　　　B. 设区的市级

　　C. 县级　　　　　　　　　　　　　D. 国家

　　E. 所在县级以上

3. 保健食品可以宣称以下哪种保健功能。（　　）

　　A. 辅助改善记忆　　　　　　　　　B. 补脑

　　C. 提高智商　　　　　　　　　　　D. 改善脑力疲劳

　　E. 治疗疾病

4. 化妆品的使用部位不包括(　　)。

    A. 皮肤　　　　　　　B. 毛发　　　　　　C. 牙齿

    D. 口唇　　　　　　　E. 指甲

(二) B 型题

[5～6]

    A. 第一类与第二类　　B. 第二类与第三类　　C. 第一类与第三类

    D. 3 年　　　　　　　E. 5 年

5. 国家对(　　)医疗器械实行产品注册管理

6. 医疗器械注册证的有效期是(　　)

二、多项选择题

1. 保健食品的名称应当(　　)

    A. 准确、科学

    B. 不得使用功效成分名称

    C. 不得使用产品中非主要功效成分的名称

    D. 不得使用人名、地名、代号及夸大容易误解的名称

    E. 可以使用适度夸大功能作用的文字

2. 医疗器械作用于人体旨在达到下列预期目的(　　)

    A. 对疾病的预防、诊断、治疗、监护、缓解

    B. 对损伤或者残疾的诊断、治疗、监护、缓解、补偿

    C. 对解剖或者生理过程的研究、替代、调节

    D. 妊娠控制

    E. 生命的支持或者维持

三、简答题

1. 保健食品的批准文号格式是什么?

2. 简述医疗器械不良事件监测管理。

(张　泉)

实　　训

实训1　假药劣药案例收集及分析讨论

【实训目的】

在初步学习了关于假药、劣药的定义和界定后,通过假药劣药案例的收集、分析和讨论,进一步巩固有关药品管理的各项法律法规知识,锻炼自主学习能力和团队合作精神,加深理解课堂教学的内容,提高对假药、劣药的界定能力。

【实训内容】

收集药品监督管理部门及相关部门查处的真实典型的案例,进行分析讨论。

【实训方式】

学生以小组为单位通过网络、报刊杂志、书籍等途径进行资料收集。

【实训任务布置及实施】

1. 任务布置　将学生分成两大组,6 小组,每小组负责一项调研任务,各小组选出组长并进行分工。

组别	分类	调研项目
1组	假药	(1) 药品所含成分与国家药品标准规定的成分不符的 (2) 药品监督管理部门规定禁止使用的
2组		(1) 以非药品冒充药品或者以他种药品冒充此种药品的 (2) 未取得批准文号而生产的
3组		(1) 变质的或被污染的 (2) 所标明的适应证或者功能主治超出规定范围的
4组	劣药	(1) 药品成分的含量不符合国家药品标准的 (2) 不注明或者更改生产批号的
5组		(1) 未标明有效期或者更改有效期的 (2) 超过有效期的
6组		(1) 直接接触药品的包装材料和容器未经批准的 (2) 擅自添加着色剂、防腐剂、香料、矫味剂及辅料的

2. 任务实施

(1) 各小组整理与完成调研项目任务相关的法律法规知识,并进行记录。

(2) 利用互联网、报纸、杂志、书籍等,按各小组调研项目的内容进行案例收集,并进行整理、分析。

（3）学生进行组内讨论交流，并撰写成 1000～1500 字的案例分析报告，将分析报告制作成 PPT。

（4）各组推选 1～2 名同学进行汇报交流，并对其他组同学的提问进行答辩。

【实训评价】

1. 组长对本组成员参与调研情况进行评价。

2. 任课教师根据各组撰写的分析报告、现场汇报陈述、问题答辩进行小组综合评分；再结合组长对成员的评价对每个学生的评分进行调整。

实训 2　药品生产企业 GMP 模拟认证

【实训目的】

通过实训，掌握 GMP 及药品生产管理的相关知识，培养收集信息、分析信息以及利用法规解决问题的能力，了解药学人员的职业道德规范。

【实训内容】

1. 收集与 GMP 以及药品生产管理相关的信息。

2. 模拟 GMP 认证过程（或参观学习、观看电教片）。

【实训方式】

学生以小组为单位，通过查找资料，收集相关的信息，并完成 GMP 模拟认证。

【实训任务布置及实施】

1. 任务布置　根据实际情况将学生分为两大组，分别模拟药品生产企业 GMP 认证材料准备人员和 GMP 认证检查员，各组成员根据职责进行准备工作。

2. 任务实施

（1）小组成员按照分工收集 GMP 及药品生产管理相关的信息、报道（可通过查阅网站或相关的书籍、文献来搜集信息）。将搜集的信息进行汇总，组织小组成员进行讨论、分析和总结。

（2）根据讨论、总结的结果，完成一份有关 GMP 的分析报告，要求内容准确，并将查阅报告制作成 PPT。各组推选 1～2 名同学进行汇报交流，并对其他组同学的提问进行答辩。

（3）以某药品生产企业需新建一个片剂生产车间为背景，模拟 GMP 认证过程。各组成员根据职责进行准备工作。

1）药品生产企业 GMP 认证材料准备小组应做以下工作：①准备 GMP 认证材料，主要包括《药品 GMP 认证申请书》、《药品生产企业许可证》和《营业执照》复印件、企业负责人的简历和技术人员的登记表、药品生产企业组织机构图（注明各部门名称、相互关系、部门负责人）、药品生产车间概况及工艺布局平面图（包括更衣室、盥洗间、人流和物流通道、气闸等，并标明人、物流向和空气洁净度等级）、药品生产企业（车间）生产管理、质量管理文件目录等；②配合 GMP 认证专家组工作。

2）GMP 认证专家组应做以下工作：①审核 GMP 认证材料；②召开首次会议，制定检查步骤和路线；③模拟现场检查、提问，并做好记录。

各学校还可根据本地实际情况安排学生参观已通过 GMP 认证的药品生产企业，或组织学生观看相关的电教片，全面认识药品 GMP 管理。

（4）各组根据 GMP 认证的模拟情况（或参观药品生产企业、观看电教片的所见），总结 GMP 认证过程中各自的工作职责，并绘出 GMP 认证工作流程图，要求条理清晰，内容准确。

【实训评价】

1. 组长对本组成员参与实践活动过程进行评价。

2. 任课教师根据各组的查阅报告、现场汇报以及模拟实践的表现，再结合小组长对本组成员的评价，对每个学生的表现给出综合评价。

实训3　药品验收入库与陈列

【实训目的】

通过对药品验收入库与陈列的实训，掌握验收的内容，能够对入库和退回的药品进行验收，并能够按要求陈列药品，学会填写验收记录。通过实训加深对课堂教学内容的理解，熟悉 GSP 的具体要求，提高药品经营的质量意识。

【实训内容】

1. 查阅实训内容相关材料，熟悉实训内容。

2. 参观药品经营企业在本实训环节的操作过程。

3. 在学校模拟药库、药房进行验收入库与陈列的操作练习。

【实训方式】

学生以小组为单位，通过查找资料，收集实训相关的信息，将验收入库要注意的要点列出来，根据老师提供的模拟药品进行验收入库，并将药品按要求陈列，要求能正确填写验收记录。

【实训任务布置及实施】

1. 任务布置　根据实际情况将学生分为若干小组，各小组选出小组长并分工进行准备工作。

2. 任务实施

（1）小组成员按照分工收集查阅有关药品验收入库和陈列的相关材料，将搜集的信息进行汇总。

（2）参观某药品批发企业的验收过程和某药品零售企业陈列药品的工作过程，加深对药品验收入库和陈列具体程序的理解。（根据本校实际条件，无法进入企业的可通过观看录像或电教片完成此项实训内容），并认识验收时涉及的凭证、发票等材料，了解药品电子监管码扫码和将数据上传至中国药品电子监管网系统平台的过程。

（3）学生分批分别在学校设置的模拟药库、模拟药房进行药品验收入库和药品陈列的练习，现场汇报实训情况并现场填写验收记录（附表1）。

【实训评价】

1. 组长对本组成员参与实训活动过程进行评价。

2. 任课教师根据各组的验收记录，现场汇报以及现场模拟实践的具体表现，结合组长对本组成员的评价，对学生在这次实践活动中的表现作出综合评价。

附表1　药品入库验收记录

年度

日期	供货单位	药品名称	生产厂商	规格	数量	批准文号	生产日期	批号	有效期	验收结论	验收员

实训4　按流程调配处方

【实训目的】

通过在药房实地做处方调剂，从配方、审核、发药理解调剂过程，巩固有关处方调剂的各项法律法规知识，锻炼自主学习能力和团队合作精神。加深理解课堂教学的内容，熟悉调剂工作的深层次的要求与内涵，提高药师服务意识。

【实训内容】

1. 门诊手工发药　①审核处方；②配发药品；③核对药品；④用药教育。

2. 门诊自动化发药＋手工发药　①审核处方；②补充未上机药品；③核对药品；④用药教育。

【实训方式】

学生以小组为单位进入二级以上医疗机构门诊药房实践处方调剂。

【实训任务布置及实施】

1. 任务布置　将学生分成2组，分别参与一种发药模式，每个小组选出组长并进行组内分工。

2. 完成10张处方的调剂任务后，2组互换，再次完成10张处方的调剂。

组别	实训项目	项目解析
1组	①审查处方 ②调剂处方 ③复核处方 ④发药并指导用药	（1）理解实际工作中的资格准入。取得药学专业技术职务任职资格的人员方可从事处方调剂工作。药师应当凭医师处方调剂处方药品，非经医师处方不得调剂。 （2）理解调剂流程。药师应当按照操作规程调剂处方药品：认真审核处方，准确调配药品，正确书写药袋或粘贴标签，注明患者姓名和药品名称、用法、用量，包装；向患者交付药品时，按照药品说明书或者处方用法，进行用药交代与指导，包括每种药品的用法、用量、注意事项等。 （3）在实践中理解审核处方的"四查十对"。药师调剂处方时必须做到"四查十对"：查处方，对科别、姓名、年龄；查药品，对药名、剂型、规格、数量；查配伍禁忌，对药品性状、用法用量；查用药合理性，对临床诊断。 （4）处方的签字确认。药师在完成处方调剂后，应当在处方上签名或者加盖专用签章
2组	①审查处方 ②补充未上机药品 ③复核处方 ④发药并指导用药	同上，此外还需熟悉自动发药机的发药流程

3．任务实施

（1）各小组整理与完成实训项目任务相关的法律法规知识，并进行记录。

（2）深入医疗机构药房，按各小组实训项目的内容进行实践，记录调剂岗位职责、操作规程等，并进行整理、分析。

（3）学生进行组内讨论交流，并撰写成500～1000字的实践报告，将实践报告制作成PPT。

（4）各组推选1～2名同学进行汇报交流，并对其他组同学的提问进行答辩。

【实训评价】

1．组长对本组成员参与实践情况进行评价。

2．任课教师根据各组撰写的实践报告、采取现场面对面汇报陈述、组织同学进行提问、对答辩进行小组综合评分；再结合组长对成员的评价对每位学生的评分进行综合评价。

实训5　药品广告实例讨论分析

【实训目的】

通过对部分药品广告（电视、网络、书刊、医院门口小广告）进行实例讨论分析，了解药品广告内容要求、处方药和非处方药药品广告发布要求。了解药品广告的受理与审查。并能运用相关法律法规判断其是否符合规范。

【实训内容】

1．班级分组　①将班级分成5组，小组内部分工；②搜集电视台药品广告、互联网、专业医学杂志、大众纸质媒体、各医院门口散发的药品小广告。

2．小组讨论　依据《中华人民共和国药品管理法》、《中华人民共和国广告法》、《药品广告审查发布标准》、《药品广告审查办法》等相关法律法规对广告内容进行比较分析。

【实训方式】

学生以小组为单位进行药品广告实例讨论分析。

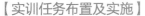

【实训任务布置及实施】

1. **任务布置**　将学生分成5组，每组负责一种媒体性质广告搜集、讨论、分析。各小组选出组长并进行分工。

组别	广告类型	讨论内容	项目解析
1组	电视台药品广告	药品广告是否符合法律法规规定	（1）药品广告是否有药品广告批准文号 （2）处方药不得在电视台播出广告 （3）非处方药广告必需出现OTC专用标示（是否有忠告语） （4）药品广告有关药品功能疗效是否确切 （5）药品广告是否引导合理用药
2组	互联网	药品广告是否符合法律法规规定	（1）药品广告是否有药品广告批准文号 （2）处方药广告不得出现在大众互联网上（只能出现在医学专业互联网上） （3）药品广告有关药品功能疗效是否确切 （4）药品广告是否引导合理用药
3组	专业医学杂志	药品广告是否符合法律法规规定	（1）药品广告是否有药品广告批准文号 （2）是否有处方药的忠告语："本广告仅供医学药学专业人士阅读" （3）药品广告有关药品功能疗效是否确切 （4）药品广告是否引导合理用药
4组	大众纸质媒体	药品广告是否符合法律法规规定	（1）药品广告是否有药品广告批准文号 （2）不得出现非处方药药品广告 （3）药品广告有关药品功能疗效是否确切 （4）药品广告是否引导合理用药
5组	各医院门口散发的药品小广告	药品广告是否符合法律法规规定	（1）药品广告是否有药品广告批准文号 （2）是否有国家禁止发布的药品广告 （3）药品广告内容是否含有药品说明书以外的内容、夸大疗效 （4）非处方药是否有忠告语 （5）药品广告中是否有治愈率、有效率的 （6）广告中是否有科研单位、医疗机构专家、患者形象作为广告宣传的

2. **任务实施**

（1）各小组整理药品广告相关的法律法规知识，并进行记录。

（2）学生进行组内讨论交流，并撰写成2000字的讨论报告，将讨论报告制作成PPT。

（3）各组推选1～2名同学进行汇报交流，并对其他组同学的提问进行答辩。

【实训评价】

1. 组长对本组成员参与讨论的情况进行评价。

2. 任课教师根据各组撰写的讨论报告、现场汇报陈述、问题答辩进行小组综合点评、综合评分；再结合组长对成员的评价对每个学生的评分进行调整。

参 考 文 献

1. 寇建民. 药事管理学. 第2版. 北京：人民卫生出版社，2010
2. 王克荣. 药事法规与管理. 北京：中国中医药出版社，2013
3. 张立明，罗臻. 药事管理学. 北京：清华大学出版社，2011
4. 杨书良，刘兰茹. 药事管理学. 北京：化学工业出版社，2010
5. 杨世民. 药事管理与法规. 北京：高等教育出版社，2010
6. 刘兰茹. 药事管理学. 第2版. 北京：人民卫生出版社，2013
7. 杨世民. 药事管理与法规. 第2版. 北京：人民卫生出版社，2013
8. 周俭慰. 药事法规知识与案例. 北京：中国医药科技出版社，2008
9. 武昕，樊迪. 药事法规与案例. 第2版. 北京：中国医药科技出版社，2013
10. 张晓乐. 现代调剂学. 北京：北京大学出版社，2011
11. 胡晋红. 实用医院药学. 第2版. 上海：上海科学技术出版社，2007
12. 彭丽红. 医院药学概要. 北京：人民卫生出版社，2008
13. 孟锐. 药事管理学. 北京：中国中医药出版社，2009
14. 关力. 药事法规管理. 北京：中国轻工业出版社，2013

目标检测参考答案

绪论

一、单项选择题

（一）A 型题

1. C   2. E   3. A

（二）B 型题

4. A   5. D   6. C   7. E

二、多项选择题

1. ABDE   2. ABCD

三、简答题（略）

四、实例分析（略）

第一章　药品、药品质量和药品标准

一、单项选择题

（一）A 型题

1. D   2. C   3. D

（二）B 型题

4. B   5. D   6. A   7. E

二、多项选择题

1. ABDE   2. ABCDE

三、简答题（略）

四、实例分析（略）

第二章　药品监督管理法律制度

一、单项选择题

（一）A 型题

1. D   2. A   3. C

（二）B 型题

4. C   5. A   6. B   7. B

二、多项选择题

ABCD

三、简答题（略）

第三章 药品生产管理法律规定

一、单项选择题

（一）A型题

1. C   2. E   3. B   4. D

（二）B型题

5. E   6. E   7. E   8. A

二、多项选择题

1. ABD   2. CDE

三、简答题（略）

四、实例分析（略）

第四章 药品经营管理法律规定

一、单项选择题

（一）A型题

1. C   2. D   3. C   4. A

（二）B型题

5. C   6. B   7. A

二、多项选择题

BDE

三、简答题（略）

四、实例分析（略）

第五章 医疗机构药事管理法律规定

一、单项选择题

（一）A型题

1. B   2. B

（二）B型题

3. C   4. A   5. B

二、多项选择题

1. BCDE   2. ACDE

二、简答题（略）

四、实例分析（略）

第六章 药品管理的法律规定

一、单项选择题

（一）A型题

1. D   2. C   3. D   4. C   5. B   6. D   7. C

（二）B型题

8. B   9. A

二、多项选择题

1. ABCDE   2. ABE   3. DE

三、简答题（略）

第七章 特殊管理药品的法律规定

一、单项选择题

（一）A 型题

1. B   2. D   3. C   4. B   5. B

（二）B 型题

6. E   7. D   8. E   9. A

二、多项选择题

1. ABCDE   2. ABCDE   3. ACDE   4. ADE

三、简答题（略）

第八章 中药管理的法律规定

一、单项选择题

（一）A 型题

1. C   2. A   3. C   4. A   5. B

（二）B 型题

6. A   7. A   8. E   9. B   10. E

二、多项选择题

1. BCD   2. ADE   3. ABD

三、简答题（略）

第九章 执业药师管理法律制度

一、单项选择题

（一）A 型题

1. B   2. D   3. C   4. A

（二）B 型题

5. E   6. D   7. C   8. A

二、多项选择题

1. CDE   2. ABCDE   3. ABCDE

三、简答题（略）

第十章 其他卫生法律制度

一、单项选择题

（一）A 型题

1. B   2. A   3. A   4. C

（二）B 型题

5. B   6. E

二、多项选择题

1. ACD   2. ABCD

三、简答题（略）

药事法规教学大纲

（供制药技术、药剂专业用）

一、课程性质

药事法规是中等卫生职业教育药品类专业的一门重要的专业核心课程。本课程的主要内容包括药事法规相关基础知识，药事监督管理组织机构，药品研发、生产、经营、使用、监管等方面的法律规定。本课程的任务是使学生具备从事药品生产、经营、使用等相关岗位所必需的药事法规基础知识和基本技能，初步具有综合运用法律知识分析解决实际问题的能力；树立依法从业的观念，能自觉遵守药事法规，正确履行岗位职责，为学生在将来从事药品类专业工作奠定良好的基础。

二、课程目标

（一）职业素养目标

1. 具有从事药学技术工作所应具备的法律意识和职业道德，科学工作态度，严谨细致的专业作风。

2. 具有一定运用药事法规基础知识和基本技能进行药学技术工作的能力。

3. 具有运用药事法规分析、解决和处理药品生产、经营、使用等药学实践中遇到的实际问题的能力。

（二）专业知识和技能目标

1. 掌握我国药事法规体系；《药品管理法》及相关行政法规、规章的基本内容和主要法律规定。

2. 熟悉药事管理组织机构及其职能；药品研发、生产、经营、流通、使用等环节的管理和监督。

3. 了解药事管理活动的基本规律。

三、教学时间分配

教学内容	学时		
	理论	实践	合计
绪论	2	0	2
第一章　药品、药品质量和药品标准	2	1	3
第二章　药品监督管理法律制度	2	0	2
第三章　药品生产管理法律规定	3	1	4
第四章　药品经营管理法律规定	3	2	5

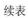

续表

教学内容	学时		
	理论	实践	合计
第五章　医疗机构药事管理法律规定	3	2	5
第六章　药品管理的法律规定	4	1	5
第七章　特殊管理药品的法律规定	4	0	4
第八章　中药管理的法律规定	2	0	2
第九章　执业药师管理法律制度	2	0	2
第十章　其他卫生法律制度	2	0	2
合计	29	7	36

四、课程内容和要求

单元	教学内容	教学要求	教学活动参考	参考学时	
				理论	实践
绪论	第一节　药事法规概述 一、药事管理与药事法规 二、我国近现代药事法规的发展与现状 三、药事法规体系 第二节　学习药事法规课程的目的、意义和方法 一、学习药事法规的目的、意义 二、学习药事法规课程的方法	掌握 了解 熟悉 了解	情景教学 理论讲授 案例教学 多媒体演示讨论	2	
第一章 药品、药品质量和药品标准	第一节　药品 一、药品的概念 二、药品的特征 三、药品的分类 第二节　药品质量和药品标准 一、药品质量 二、药品标准 三、禁止生产和销售假药、劣药	掌握 了解 掌握 熟悉 熟悉	情景教学 理论讲授 案例教学 多媒体演示讨论	2	
	实训1：假药劣药案例收集及分析讨论	学会	案例分析 技能实践		1
第二章 药品监督管理法律制度	第一节　药品监督管理机构 一、药品行政监督管理机构及其职责 二、药品技术监督管理机构及其职责 第二节　药品安全监督管理的法律规定 一、药品不良反应报告与监测管理 二、药品召回管理	熟悉 掌握 了解	情景教学 理论讲授 案例教学 多媒体演示讨论	2	
第三章 药品生产管理法律规定	第一节　药品生产与药品生产企业 一、药品生产的特点及要求 二、开办药品生产企业的条件 三、药品生产企业资格的取得 四、药品委托生产 第二节　药品生产质量管理规范 一、药品生产质量管理规范的主要内容 二、药品生产质量管理规范认证制度	了解 熟悉 掌握 了解 掌握	情景教学 理论讲授 案例教学 多媒体演示讨论	3	

续表

单元	教学内容	教学要求	教学活动参考	参考学时 理论	实践
第三章 药品生产管理 法律规定	第三节　法律责任 一、行政责任 二、民事责任 三、刑事责任	了解		3	
	实训2：药品生产企业 GMP 模拟认证	学会	技能实践		1
第四章 药品经营管理 法律规定	第一节　药品经营与药品经营企业 一、药品经营及药品经营企业的概念 二、开办药品经营企业的条件 三、药品经营企业资格的取得 第二节　药品经营质量管理规范 一、药品经营质量管理规范的主要内容 二、药品经营质量管理规范认证制度 第三节　药品流通与互联网药品信息服务管理 一、药品流通监督管理 二、互联网药品信息及交易服务管理规定 第四节　法律责任 一、行政责任 二、民事责任 三、刑事责任	了解 熟悉 掌握 掌握 熟悉 了解 了解	情景教学 理论讲授 案例教学 多媒体演示讨论	3	
	实训3：药品验收入库与陈列	学会	技能实践		2
第五章 医疗机构药事 管理法律规定	第一节　医疗机构药事管理组织 一、医疗机构药事管理的概念 二、医疗机构药事管理组织 第二节　医疗机构调剂管理 一、处方的概念及管理 二、调剂业务管理 第三节　医疗机构制剂管理 一、医疗机构制剂的概念 二、医疗机构制剂许可制度 三、医疗机构制剂配制质量管理规范 第四节　医疗机构药品管理 一、医疗机构药品采购管理 二、医疗机构药品的库存管理 第五节　法律责任 一、违反药品调剂和处方管理相关规定的法律责任 二、违反医疗机构制剂管理相关规定的法律责任 三、违反医疗机构药品采购和库存管理相关规定的法律责任	了解 掌握 掌握 熟悉 了解	情景教学 理论讲授 案例教学 多媒体演示讨论	3	
	实训4：按流程调配处方	学会	技能实践		2

单元	教学内容	教学要求	教学活动参考	参考学时	
				理论	实践
第六章 药品管理的法律规定	第一节 药品研究与注册管理 一、药物非临床研究质量管理规范 二、药物临床试验质量管理规范 三、药品注册管理 第二节 药品分类管理 一、国家基本药物制度 二、处方药和非处方药分类管理 第三节 药品标识和商标管理 一、药品标识物管理 二、药品商标的管理 第四节 药品广告和价格管理 一、药品广告管理 二、药品价格管理	掌握 熟悉 熟悉 掌握 熟悉 掌握 了解	情景教学 理论讲授 案例教学 多媒体演示讨论	4	
	实训5：药品广告实例讨论分析	学会	案例分析 技能实践		1
第七章 特殊管理药品的法律规定	第一节 特殊管理药品概述 一、特殊管理药品特点及分类 二、滥用特殊管理药品的危害 第二节 麻醉药品和精神药品的管理 一、麻醉药品的概念和品种 二、精神药品的概念及品种范围 三、麻醉药品和精神药品管理的规定 四、法律责任 第三节 医疗用毒性药品和放射性药品的管理 一、医疗用毒性药品的管理 二、放射性药品的管理 第四节 其他特殊管理药品的管理 一、兴奋剂的管理 二、易制毒化学品的管理	了解 掌握 掌握 熟悉 了解	情景教学 理论讲授 案例教学 多媒体演示讨论	4	
第八章 中药管理的法律规定	第一节 中药材的管理 一、中药的概念及分类 二、中药材生产质量管理规范 三、中药材的经营管理 第二节 中药饮片和中药品种保护 一、中药饮片质量管理 二、中药品种保护 三、野生药材资源保护管理	了解 熟悉 熟悉	情景教学 理论讲授 案例教学 多媒体演示讨论	2	
第九章 执业药师管理法律制度	第一节 执业药师管理法律制度概述 一、我国执业药师管理制度的建立 二、执业药师概念	了解	情景教学 理论讲授 案例教学 多媒体演示讨论	2	

单元	教学内容	教学要求	教学活动参考	参考学时	
				理论	实践
第九章 执业药师管理法律制度	第二节　执业药师的管理 一、执业药师资格考试管理 二、执业药师注册制度 三、执业药师的继续教育 四、法律责任	掌握		2	
第十章 其他卫生法律制度	第一节　医疗器械管理法律规定 一、医疗器械的概念及分类 二、医疗器械的管理和监督 第二节　保健食品和化妆品管理法律规定 一、保健食品的管理 二、化妆品的管理	熟悉 了解	情景教学 理论讲授 案例教学 多媒体演示讨论	2	

五、说明

（一）教学安排

本教学大纲主要供中等卫生职业教育药品类专业教学使用，第 3 学期开设，总学时为 36 学时，其中理论教学 29 学时，实践教学 7 学时。学分为 2 学分。

（二）教学要求

1. 本课程对理论部分教学要求分为掌握、熟悉、了解 3 个层次。掌握：指对基本知识、基本理论有较深刻的认识，并能综合、灵活地运用所学的知识解决实际问题。熟悉：指能够领会概念、原理的基本含义，解释现象。了解：指对基本知识、基本理论能有一定的认识，能够记忆所学的知识要点。

2. 本课程重点突出以岗位胜任力为导向的教学理念，在实践技能方面的要求是学会，是指在教师的指导下能运用所学基础知识和基本技能，解决实际工作中的一些具体问题。

（三）教学建议

1. 本课程依据药品类专业岗位的工作任务、职业能力要求，强化理论实践一体化，突出"做中学、做中教"的职业教育特色，根据培养目标、教学内容和学生的学习特点以及职业资格考核要求，提倡项目教学、案例教学、任务教学、角色扮演、情境教学等方法，利用校内外实训基地，将学生的自主学习、合作学习和教师引导教学等教学组织形式有机结合。

2. 教学过程中，可通过测验、观察记录、技能考核和理论考试等多种形式对学生的职业素养、专业知识和技能进行综合考评。应体现评价主体的多元化，评价过程的多元化，评价方式的多元化。评价内容不仅关注学生对知识的理解和技能的掌握，更要关注知识在药学实践中运用与解决实际问题的能力水平，重视依法规范从业的职业素质的形成。